U0845114

愿你眼明心亮

全家人都需要的护眼指南

陶勇　著

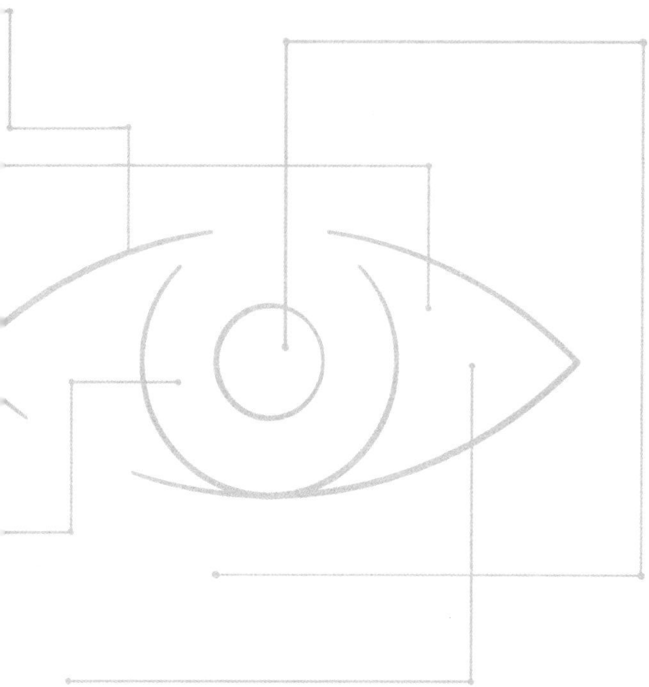

人民卫生出版社
·北　京·

版权所有，侵权必究!

图书在版编目（CIP）数据

愿你眼明心亮 ： 全家人都需要的护眼指南 / 陶勇著. 北京 ： 人民卫生出版社, 2025. 10. -- ISBN 978-7-117-38611-1

Ⅰ. R77-62

中国国家版本馆 CIP 数据核字第 2025SR6457 号

愿你眼明心亮　全家人都需要的护眼指南
Yuan Ni Yanming Xinliang Quanjiaren Dou Xuyao de Huyan Zhinan

著　　者　陶　勇
策划编辑　周　宁
责任编辑　周　宁
书籍设计　尹　岩　王子祎
出版发行　人民卫生出版社（中继线 010-59780011）
地　　址　北京市朝阳区潘家园南里 19 号
邮　　编　100021
E - mail　pmph @ pmph.com
购书热线　010-59787592　010-59787584　010-65264830
印　　刷　北京顶佳世纪印刷有限公司
经　　销　新华书店
开　　本　710 × 1000　1/16　印张：17.5
字　　数　202 千字
版　　次　2025 年 11 月第 1 版
印　　次　2025 年 11 月第 1 次印刷
标准书号　ISBN 978-7-117-38611-1
定　　价　78.00 元

打击盗版举报电话　010-59787491　E- mail　WQ @ pmph.com
质量问题联系电话　010-59787234　E- mail　zhiliang @ pmph.com
数字融合服务电话　4001118166　E- mail　zengzhi @ pmph.com

自序

眼健康的充电密码

亲爱的读者朋友们：

你们好！

99% 的人，只有在眼健康电量只剩 1% 的时候，才想起来爱护眼睛这件重要的事。

我是陶勇，一名从医二十余载、完成过 2 万多例手术的眼科医生。想为各位朋友的全家眼健康充上电。

我每天与形形色色的眼睛打交道，见过天真孩童第一次看清世界的欣喜，也目睹过患者因忽视眼健康而坠入黑暗的悔恨。虽然我曾经通过手术和智能眼镜帮助裸眼视力只有 0.05 的苏伢子改善视力（网友集体关爱的低视力江西老表，他曾因被拐卖而与家人失散多年），使其裸眼视力达到 0.2，智能眼镜矫正后生活视力 1.2，赋能他继续阅读和追逐考博梦想，但我遇到更多的是无奈和悲剧——因为不了解正确的眼健康知识，“毁眼不倦”，最终导致生活和工作出现严重障碍。

朋友们，在这个被屏幕包围的时代，我们的双眼正承受着前所未有的压力。晨起刷手机看新闻、通勤路上刷短视频、办公时紧盯电脑屏幕，睡前还要在社交媒体上“冲浪”……不知不觉中，视力下降、眼睛干涩、酸胀等问题，如同无形的杀手，悄悄侵入我们的生活。据世界卫生组织统计，全球约有 25 亿人存在视力问题，其中中国近视人数已超 6 亿。当我们为孩子的视力担忧、为自己的视疲劳烦恼、为父母的眼部健康焦虑时，才深刻意识到：眼睛，这个心灵的窗户，需要我们全家人共同守护。

治不如防，健康的前提是“知道”。这本《愿你眼明心亮：全家人都需要的护眼指南》如同一位贴心的家庭护眼顾问，为不同年龄段、不同生活场景的家庭成员，提供科学、实用、全面的护眼方案。无论你是天真活泼的孩童、为梦想拼搏的上班族，还是颐养天年的老人，都能在书中找到适合自己的护眼之道。它不仅是一本工具书，更是一份对家人满满的爱与关怀，让我们从现在开始，用正确的方法呵护双眼，让清晰的世界伴我们同行。

一、护眼，是全家人的“必修课”

眼睛是人体最精密的器官之一，也是我们感知世界的主要途径。

从孩子第一次睁开眼睛，好奇地打量这个世界开始，眼睛就成为他们探索未知的“向导”。然而，现代社会的快节奏生活和科技的飞速发展，让孩子们的眼健康面临着诸多挑战。过早接触电子产品、繁重的课业负担、不正确的读写姿势等，都让儿童青少年成为近视的“重灾区”。国家卫生健康委数据显示，2022 年我国 6 岁儿童近视率已经高达 14.3%，学业未成，眼先模糊。近视不仅会影响孩子的学习和生活，还可能引发视网膜脱离、青光眼等严重的眼部疾病，甚至影响未来的职业选择。

对于成年人来说，眼睛是我们工作和生活的“得力助手”。无论是程序员长时间编写代码，设计师精心雕琢每一个细节，还是教师在黑板前辛勤授课，眼睛都在高强度地工作。长时间用眼容易导致视疲劳、干眼症等问题，严重影响生活质量。

对于老年人来说，随着年龄的增长，眼部器官逐渐衰老，白内障、青光眼、黄斑变性等眼部疾病的发病率显著增加。这些疾病不仅会导致视力下降，甚至可能导致失明，给老年人的生活带来极大的不便。可见，护眼不是某一个人的事情，而是全家人都需要重视的“必修课”。只有全家人都树立正确的护眼意识，掌握科学的护眼方法，才能让每一双眼睛都绽放出明亮的光彩。

二、一本书，守护全家人的“光明”

本书最大的特色，就是针对不同年龄段家庭成员的生理特点和用眼需求，提供了个性化的护眼方案。全书从儿童青少年、成年人到老年人，再到全家人共同适用的护眼常识，层层递进，全方位覆盖。很多家长喜欢在婴儿床上方挂色彩鲜艳的玩具，以促进孩子视觉发育，却不知道距离过近可能适得其反。针对儿童青少年近视防控，书中不仅深入分析了近视形成的原因，还提供了一系列行之有效的预防和控制方法。从合理安排用眼时间、保持正确的读写姿势，到选择合适的护眼灯具、开展户外活动，再到饮食调理和视力检查，每一个环节都有详细的指导。此外，书中还特别介绍了阿托品滴眼液、角膜塑形镜等科学防控手段的原理和适用范围，让家长不再对这些“高科技”手段感到陌生和恐惧。针对上班族长时间使用电脑、手机导致的视疲劳、干眼症等问题，书中推荐了一系列简单易行的护眼小妙招，如“20-20-20”法则、眼部按摩操、蒸汽眼罩的使用等。同时，还从饮食和生活习惯入手，讲解了如何通过摄入富含维生素和叶黄素等营养素的食物，以及保证充足的睡眠，来改善眼部健康状况。书中详细介绍了白内障、青光眼、黄斑变性等疾病的症状、成因和治疗方法，让老年人和家属能够早发现、早干预。同时，还提供了老年人日常护眼的注意事项，帮助老年人延缓眼部衰老，享受清晰的晚年生活。

三、科学护眼，让专业知识“接地气”

读者常常抱怨，健康科普的书要么过于学术化，让普通读者难以理解，要么内容零散，缺乏系统性。本书采用了通俗易懂的语言和生动形象的案例，让专业知识“接地气”。

书中的观点有扎实的科学依据，方法经过实践验证。例如，在讲解户外活动对预防近视的作用时，不仅引用了大量的研究数据，还给出了“筑基、祛假、精控”的整体近视防控解决理念，既有“珍珠”，更有串珍珠的绳。同时，为了让读者更好地理解和操作，书中还配有大量的插图和示意图，让读者一看就懂，一学就会。

此外，本书还特别注重实用性和可操作性。无论是为儿童设计的实用护眼操，还是向成年人推荐的抗衰护眼营养食品，都具有很强的指导性，能够让读者将护眼知识轻松融入日常生活。

四、从“心”出发，用爱守护家人的眼睛

护眼，不仅仅是一种健康行为，更是一种对家人的爱与责任。当我们为孩子调整学习桌的高度、为父母购买合适的护眼灯具、为爱人准备缓解视疲劳的眼贴时，这些看似微小的举动，都蕴含着我们对家人深深的关爱。希望《愿你眼明心亮：全家人都需要的护眼指南》能够成为这份爱的载体，帮助读者用科学的方法守护家人的眼睛，让每一次目光交汇，都充满温暖和清晰。

亲爱的读者，也许你正为孩子的视力问题焦虑不已，也许你正被自己的视疲劳困扰，也许你正担心父母的眼部健康。那么，不妨翻开这本书，让它成为你家庭护眼的“指南针”。书中没有高深莫测的理论，只有实实在在的方法和建议；没有夸大其词的宣传，只有对家人健康的真诚关怀。

我始终相信，护眼的本质是守护生活的质量。一双健康的眼睛，能让孩子看清黑板上的公式，让年轻人追逐梦想时不受束缚，让长者享受阅读与天伦之乐。而这一切，需要我们从现在开始行动——无论是调整书桌前的坐姿，还是

定期做一次眼底检查。相信通过阅读这本书，你会掌握科学的护眼知识，养成良好的护眼习惯，让全家人都能拥有一双明亮、健康的眼睛，共同迎接美好的未来。

最后，感谢你翻开这本书。愿它成为你家庭的“护眼伙伴”，帮助你避开误区，掌握守护眼健康的方法。更愿我们都能明白：眼睛的明亮，源于对科学的关注；心灵的澄澈，始于对健康的敬畏。现在，就让我们从“心”出发，开启这场守护光明的旅程吧！愿你和你的家人，眼明心亮，看见世界的美好，也看见彼此眼中的爱与温暖。

陶勇

2025 年秋 于北京

目录

第一章

近视其实是一种病

在很多人的心目中，近视好像是一件没什么大不了的事。特别是在校园里，十个学生里有七八个都戴着眼镜，近视只是大家司空见惯的一个“小麻烦”。

2013 年，我和德国科学院院士 Jonas 教授一同在内蒙古自治区进行近视情况调查，我们到达了沙漠中的绿洲——额济纳旗。去之前，我们了解到当地人从事游牧业，眼睛在辽阔的草原上随时远眺放松，感觉他们近视情况应该不会太严重。但结果却让我们深感意外，在我们调查的 1 565 个孩子中，有 60% 已经近视，这个数据和高考“内卷”大省山东、广东的数据接近。

为解开心中的疑团，我们去了一个高度近视的学生家里做深入调查。这位学生家里养了很多羊，我们远远看过去，羊成群地关在圈里，像天上的一大团云镶嵌在辽阔的绿色大地之上。我们问孩子的爸爸，平时孩子在家做什么，爸爸掏出手机，比着做看手机的动作，我们就明白了。爸爸又比了一个戴眼镜的手势，摆摆手，表达了戴眼镜没关系的意思。孩子家长并不觉得近视眼戴眼镜是个多严重的事情。

一、正视房间里的那头象

我们的思维里有一个陷阱：总觉得一件事儿越是稀松平常，就越没有危险。

近视就是这样。很多人觉得它不过是添一副眼镜的事情。戴眼镜的人那么多，既然人人如此，那就没什么可担心的。在很多家长的印象里，近视最多是一种亚健康，对身体没什么实质性危害，只不过戴眼镜不太方便。甚至，很多人还会觉得戴副眼镜看着很斯文，有文化。我在中学的时候，有同班同学羡慕电视剧里戴金丝眼镜的人，感觉这样的人有身份、有地位，于是故意让自己近视，好戴上眼镜。

但实际上，近视是有可能会发展为致盲性眼病的，这绝不是我危言耸听。在22年的临床一线工作中，我给不计其数的青光眼、白内障、视网膜脱离、黄斑病变的患者做过手术或其他治疗，而这些疾病往往有一个共同的源头诱发因素——病理性近视。根据2020年的一项调查数据，国内8岁儿童的近视患病率为37%。如果七八岁的孩子在近视后，不进行任何干预，会有54%的概率在成年之后发展为高度近视。而在高度近视者中，有35%的可能性会出现视力障碍或失明的后果。

这样倒推来算，100个孩子里面就有7个可能在长大以后面临严重的视力障碍。

所以，我时常觉得，我们现对近视问题的重视程度远远不够。就像房间里有一头大象，明明这个现象已经十分显眼、十分严峻了，但人们却视而不见——大街上、校园里，到处能看到戴着厚厚眼镜的孩子，甚至有些孩子从幼儿园就开始近视了。然而，大家却已经对此习以为常或避而不谈，就好像习惯了房间里有一头大象一样。

之前在互联网上看过一个故事，一位优秀的女性，30岁就在哈佛大学进行博士后研究。然而，这位年轻有为的学者，本应顺遂的人生却被近视打断了。某一天早晨起床，在毫无征兆的情况下，近视600多度的她发生了视网膜脱落。尽管她身在美国，在当地做了一种预期效果较好的手术，但却不幸遭遇了感染，之后一直在应对术后反复出现的出血、流脓的问题，不论是事业还是生活都因此停滞了两年。

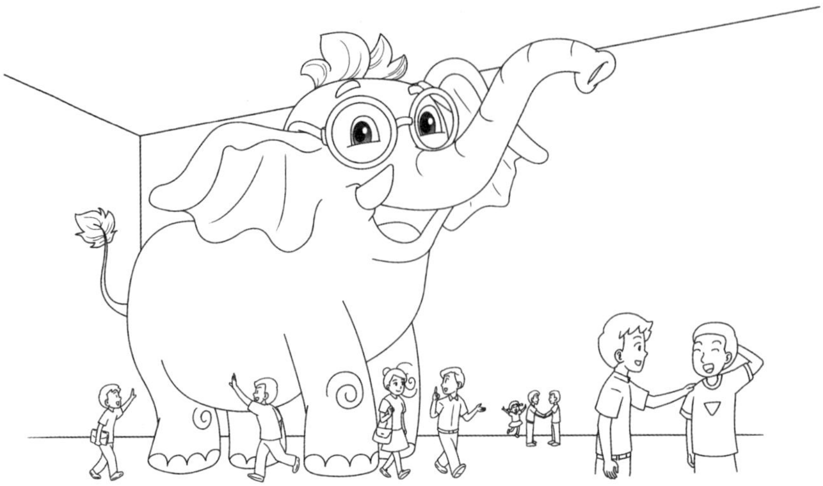

房间里有一头戴眼镜的大象，但房间里的人视而不见

还有一名大学生，高度近视 1 800 多度，在即将毕业的关键阶段，本想冲刺考研、考公，却遭遇了多次视网膜脱落，反反复复、一累即脱，不得不放弃考试，住院治疗。而这份恐惧的阴影，将会在他未来的人生中一直伴随着他。

我写下这些例子，并不是要引起大家的恐慌，而是希望大家重新认真地审视自己，对于眼部健康是否付出了应有的关注。

特别是很多年轻的家长，望子成龙，认为好好学习、用功读书就是大于一切的，而为此戴上眼镜，只不过是为了成功付出的一点小小的代价。

但是，当一个孩子小小年纪就需要依赖厚重的镜片看世界时，他将要失去的远比我们想象的更多。他也许就失去了用自己的双眼感受春日桃花烂漫的机会，失去了亲眼捕捉野生的飞鸟与山林树木相映成趣的机会，更或许，也失去了未来的职业和学业道路上很多自由选择的机会。

保护一双明亮的眼睛，保持一片清晰的视野，是人类与生俱来的健康权，每个人都不应该将它轻易地放弃。

二、近视为什么是一种病

近视是一种疾病，因为真性近视的发展，伴随眼睛发生物理形状的改变。近视的度数不断增长，眼球会发生变形。正常的成年人眼球，形状像一个乒乓球，前后、左右、上下的直径都差不多——平均24毫米。从眼球前面的角膜，到后面眼底视网膜的距离，我们称之为眼轴长度，可以理解为是眼球的身高。但是近视之后，眼球前后径就会不断被拉长，像一个鸡蛋或者橄榄球，成为椭圆体。更有甚者，眼球后部还会鼓起来一个“肚脐眼”，学术上称为“后巩膜葡萄肿”。这样眼球变形的结果，就会导致眼内组织的正常结构不知不觉地被破坏。

如果我们身边有高度近视的朋友，可以去问询他们，是否有这样的体验——总是觉得看东西没有那么清楚，去眼镜店配眼镜，怎么配也配不到合适的度数，去医院眼科检查，医生又会告诉他们，没法做手术，他们只能无可奈何地接受模糊世界。出现这样的情况，根源就在于他们眼底发生了萎缩，视神经功能下降了。如果把眼底比作一块布料的话，这个布料的线松了，稀稀疏疏，但在它破成洞之前，还没法做手术。

那也许你要问了，这块布料会不会真破成洞了呢？答案是肯定的。当眼轴不断被拉长，视网膜被拉得越来越薄之后，周边的视网膜就可能出现变性，甚至裂孔，再进一步引起视网膜脱离——是的，你可以理解为照相机的胶卷掉下来了。发生视网膜脱离时，患者会觉得眼前掉了一个“黑帘子”下来，随着视网膜脱离范围不断扩大，最终的结果就是“黑帘子”挡住了整个视野，眼前漆黑一片！视网膜脱离如果不能得到及时治疗，就会范围越来越大，最终发展成视网膜全脱离，再进一步，会发生纤维增生，原本柔软的视网膜逐渐变得僵硬，可以这样理解——在卫生纸上涂满胶水，干后卫生纸彻底失去柔软。发生这样的情况，手术会变得极其困难，成功率很低。

我们身边不乏视网膜脱离的例子。拳击运动员因为撞击引起眼伤，跳水运动员的眼睛频繁遭遇水面冲击，这些外力的机械性因素易导致高度近视的运动员视网膜脱离。对于高度近视的人来说，进行跑、跳、打球等剧烈运动非常危险，轻微的撞击有可能引起眼底震荡，进而导致视网膜脱离。此外，他们在玩游乐项目（例如过山车、跳水、蹦极）时，急速转弯、向下俯冲等动作都可能使眼球遭受挤压，导致眼球瞬时压力骤增，好比眼睛挨了一记重拳，视网膜极易脱离。

造成真性近视的本质原因，就是眼轴被拉长了。正常情况下，光线进入眼睛后，可以正好聚焦在视网膜上，让我们清晰地看到事物。但眼轴变长以后，光线就只能聚焦在视网膜前面，所以近视眼看远处的东西就会模糊。

而且，眼轴变长，也会导致我们的眼部更加脆弱。想象一个气球被越吹越大，气球壁是不是一定会越来越薄，眼球也是如此。如果近视不断加重，就意味着眼轴越来越长，眼底的视网膜越来越脆弱。

所以，近视绝不是配一副眼镜就万事大吉的“小麻烦”。特别是超过 600 度的高度近视，眼轴长度的增长非常显著，视网膜被拉伸得很薄，特别容易出现裂孔和变性，视网膜脱离的风险也会因此大大增加。而一旦发生视网膜脱离，如果没有得到及时的治疗，是有可能永久失明的。

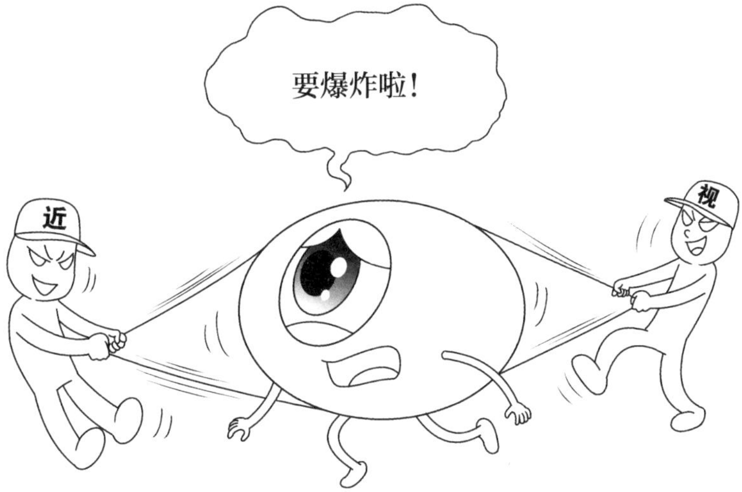

眼球的眼轴被拉长、视网膜变薄，随时有破裂风险

除视网膜脱离以外，高度近视者患上玻璃体病变、黄斑出血、青光眼和白内障等一系列眼部疾病的风险也会增加。这些并发症都可能会导致视功能严重下降，甚至失明。

所以，测量眼轴的长度，关注眼轴增长速度对于我们了解近视状况有非常重要的意义。

平时我们检查视力状况，最常见的方式就是通过看 E 字视力表，检测裸眼视力，但其实，我们在看视力表的过程中，会受到很多因素的影响，检查结果的好坏受主观干扰比较多，当天的眼睛疲劳程度如何，是否进行了一些眼部治疗、按摩，是否戴过角膜塑形镜，甚至检测时的心理和情绪状态如何，都会影响到检测结果。

相比而言，眼轴长度作为一个检查近视实实在在的物理指标，就客观多了，能够准确地体现眼睛近视的发展程度。所以，如果是还处于成长发育期，刚发现近视的小朋友，通过眼轴长度去监测真性近视

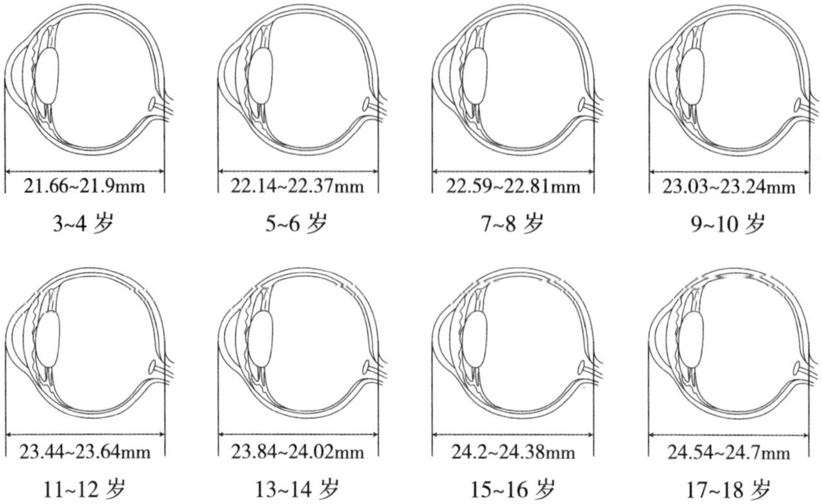

儿童眼轴正常发育值示意图

的发展情况，会比裸眼视力更加精准。

当然，这只是一个检测指标，目的是让大家心中有数。很多家长了解了眼轴这个概念以后，特别执着地追求“退轴”，恨不得每周都去测一次眼轴，就希望孩子的眼轴长度能够退回到正常水平。对此，我也不得不提醒大家，当下主流眼科专家认为真性近视不可逆，眼轴一旦拉长，一般不能持续退回去，回到正常。需要澄清的是，市面上检查的眼轴长度，是角膜顶点到视网膜后脉络膜的距离，并不是角膜顶点到巩膜的“真正全长眼球身高”，脉络膜是一种血管膜，在血流丰富、血管扩张的时候，就可以变厚，这个时候测出来的眼轴会有微小的缩短，但这并不值得去放大宣传。作为普通人，没有专业知识是分辨不出来所测量的眼轴缩短，到底是不是有意义的缩短。近视防控是马拉松，我常做的比喻是，“退轴”就像是在下降的电梯里向上蹦了一下，表面上看，绝对海拔是向上了，但电梯整体是比之前楼层下降的。我们测量眼轴、控制眼轴，更大的意义是在于了解情况，对近视进行预防和控制。新近的研究对一些控轴的方法进行了荟萃分析，有一些方法也取得了鼓舞人心的数据，这些方法还有待于更多研究成果的验证，让我们一起期待随着科技的发展，在近视防控领域取得突破性进展。

基于此，虽然我建议新诊断出近视的患者和家长关注眼轴的情况，帮助孩子控制眼轴的增长，但是并不建议大家过分执着于“退轴”，特别是在短期内纠结于这个指标。眼轴测量往往受眼睛的疲劳程度、眼位、瞳孔大小、儿童配合度等的影响，会有一定程度的波动，不可能无休止地“退轴”。此外，我们往往看到一些短期“退轴”较多的孩子，之后又会出现较大程度的反弹。这样大幅度的眼轴波动，说明现有的近视防控方法其实并不稳定。因此，将眼轴增长控制在一个稳定的低水平是最理想的防控结果，过度强调的“退轴”，其实以当下技术条件，很难马上实现。

近视是一种疾病，它属于一种慢性疾病、生活方式病，就像高血压、糖尿病那样，你不能指望一蹴而就地扭转指标，也不存在能够迅速起效且持续、安全的治疗方式，最佳解锁模式是在日常中多加注意，做好慢病防控。对待近视也是如此，应该从平时的用眼习惯和生活方式入手，加强保护眼睛的意识，把“病情”的发展控制住。

三、防控近视三部曲：筑基、祛假、精控

从医这么多年，我接触了很多青少年近视案例，对于扫除家长在近视防控道路上的迷茫，我总结出了一套心得。

我将这个体系分为三部曲——筑基、祛假和精控。

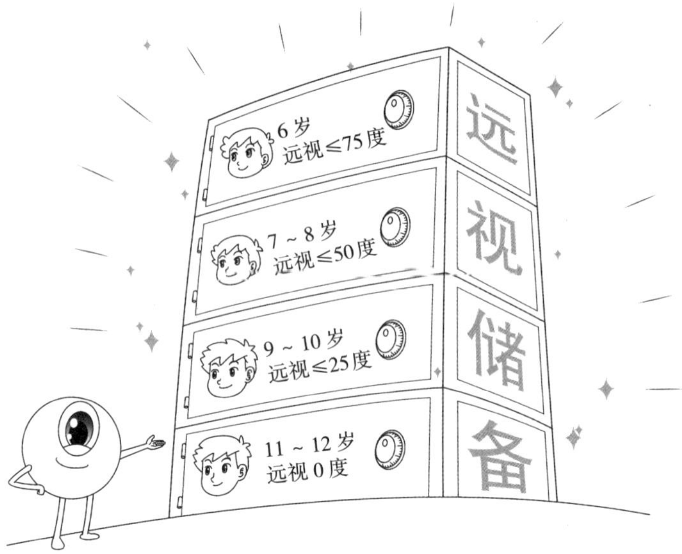

儿童各年龄段正常远视储备值示意图

所谓筑基，也就是打好基础，是希望大家在还没有出现近视的问题时，就建立好一套良好的用眼习惯。

我一直坚信一句话：人生就是无数习惯的总和。我们每个人都是由自己一再重复的行为习惯塑造的。在人生的初期，建立起一套好的习惯，能够在未来漫长的生涯中不断发挥其复利价值。而坏的习惯一旦养成，则如滴水穿石，无声而缓慢地摧毁我们的健康。

尤其是在儿童阶段，形成好的用眼习惯至关重要。这是因为我们每个人在 12 岁之前，都享有一份与生俱来的恩赐：远视储备。

所有人在刚出生时，眼球都比较小且扁平，眼轴的长度并没有达到成人的水平，所以双眼的视力就处于生理性远视的状态。随着慢慢成长发育，眼睛逐渐发育成熟，眼轴也就生长到了正常长度，少儿时期的远视状态也就转为了正视。0 ~ 12 岁发育过程中的这种生理性远视称为“远视储备”。

在这个阶段进行“筑基”，实际上也是在守护孩子的远视储备。如果在小学阶段能够始终保护好这份“余粮”，那么在未来的人生里，大概率能够持续地受益于这时期培养的好习惯，以及良好的眼部健康基础。未来就算学业繁重，很大概率也是处于低度数近视的范围之内，不必担心高度近视的危机。

相反，如果12岁之前就将远视储备消耗殆尽，早早戴上了眼镜，那未来发展成高度近视的可能性就大大增加了，每一次体检时都会心惊胆战。

在“筑基”之后，防控近视第二步“祛假”需要启动了，其实就是祛除假性近视。

很多人都听过假性近视的概念。简而言之，就是每天长时间地用眼之后，眼睛的肌肉疲劳、痉挛了，所以暂时性地近视，看远处物体的清晰度下降。

这时，如果能够让眼睛得到合理的放松，多看看远处、多去户外锻炼一下，保证充足的睡眠和营养，眼睛还是能恢复正常视力的，所以叫作“假性近视”。但如果每天都在积累视疲劳，持续地过度用眼，假性近视没法及时恢复过来，就会慢慢地演变为真性近视。

分辨假性近视和真性近视有一个方法，就是散瞳。散瞳的药品能让假性近视消失。如果散瞳后仍然看不清远处，那就能确定是真性近视了。所以在配眼镜，特别是配第一副眼镜时，我们都需要进行散瞳验光。

在近视之前和近视初期，我们更需要注意祛除假性近视。如果发现得早、干预得当，就能及时把近视的苗头扭转或者防止近视度数进一步增加。

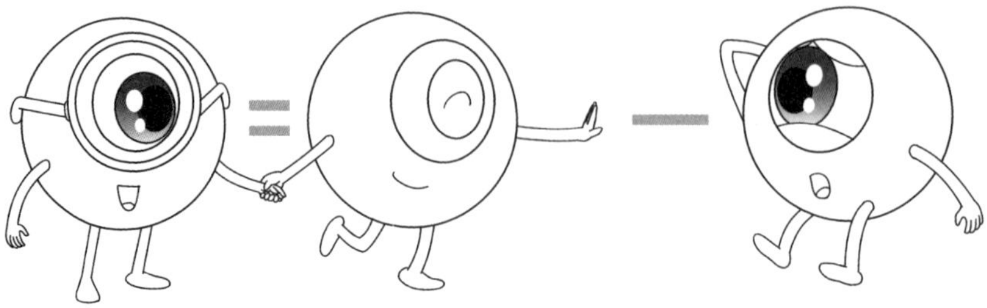

假性近视度数　　散瞳前度数　　散瞳后度数

在筑基、祛假的基础上，防控近视三部曲的最后一个环节——精控需要由专业的医生指导完成，也就是精准地、个性化地采用医疗手段控制近视的发展。采用的手段包括近视离焦眼镜、低浓度阿托品眼药水，等等，这是最后一步。所有的孩子都需要筑基、祛假，只有20% 的孩子需要精控。就像前面写到的，近视度数不同，对眼球健康造成的潜在损害也不同。低度数近视患者致盲并发症的发生风险要远远低于高度近视患者。而且，如果以后想要进行手术治疗，也是度数越低越安全，而如果度数过高，可能连手术的机会都没有了。

所以，哪怕我们已经戴上了眼镜，也要持续地贯彻护眼、爱眼的行为习惯，把度数的增长控制住。

接下来，我将详细说明筑基、祛假、精控三部曲的具体方法，不论你或你的家人、孩子在哪个年龄阶段、视力状况如何，都能够从这些知识中受益。

筑基：让好习惯产生复利

读书写字，谨记“一尺一拳一寸”。

一尺一拳一寸的法则很简单，就是在学习时，眼睛与书本的距离

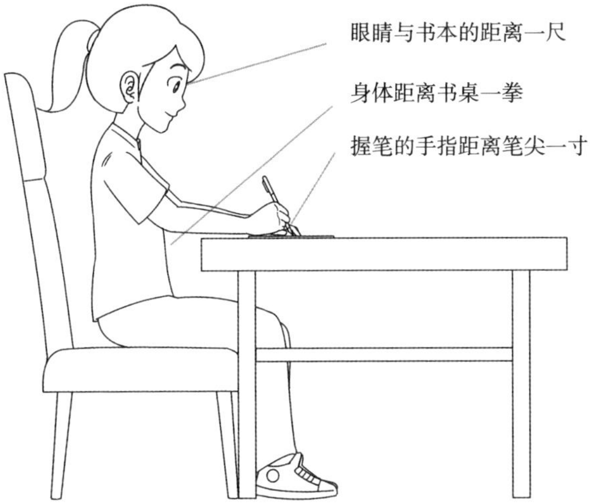

一尺一拳一寸的读写姿势

一尺，也就是大约 30 厘米；身体距离书桌一拳，而握笔的手指距离笔尖一寸，大约 3 厘米。

虽然这个法则的名字听起来很简单，但是它可以说是护眼界的黄金标准，颇有历史，估计不少 80 后和 90 后都听过。当然，这个标准的效果也是经过了证实的。所以对于现在的 00 后、10 后，我依然建议保持这个学习姿势，让一尺一拳一寸成为学习时的肌肉记忆。

劳逸结合，坚持 20-20-20 休眼法则。

20-20-20 法则可以和一尺一拳一寸法则搭配来使用，一个用于读书写字时规范姿势，另一个则用于提醒大家劳逸结合。

20-20-20 的意思，就是每次近距离用眼 20 分钟以后，就远眺 20 英尺（约 6 米）以外的地方至少 20 秒。

做到这三个 20，紧绷的眼部肌肉就能得到充分的休息，也就把眼轴变长、变形扼杀在了摇篮阶段。当然，如果每次休息时间能延长一些，在远眺之后还能闭眼休息一会儿，防控的效果也会更好。

别小看这 20 秒，长时间坚持这个方法进行间歇性地休息，与完全不做的差别是非常大的。特别是每天长时间学习用功的小学霸，做与不做，可能就是双眼视力 1.5 与早早戴上眼镜的不同结局。

见缝插针，进行户外活动。

护眼习惯的养成不仅在于学习时，还在于平时的生活中。多多进行户外活动，是我认为最应该推崇的护眼生活方式。

身处快节奏时代，不论是大人还是小孩，能与大自然接触的机会越来越少。生活中大部分的时间都在教室里、书桌前、办公室内。所以很多人都会说：我知道户外运动有好处，问题是没时间呀！

其实，进行户外运动，并不需要我们特意挪出时间来。

即使是见缝插针地找一些放松的机会，也比完全不做要好很多：比如，把餐桌搬到阳台，吃饭时不要紧紧盯着屏幕，而是一边享受开阔的景色一边进食，这样不但能放松眼睛，还对消化有好处。

如果上班、上学的路程不远，就用步行代替交通工具，通勤的路程也能变成每天固定的锻炼。

还在校园里的学生们，一定要在课间离开教室，去操场上走一走、转一转。这些都是“见缝插针”进行户外运动的好方法。

不论采取哪种户外运动的方法，重要的是真心享受，能做到每天坚持，长此以往，不论是眼睛、身体还是心灵，都能从这个习惯中受益。

减少“刷屏”，践行 3-6-9-12 原则。

法国有一个著名的 3-6-9-12 原则，我认为非常适合青少年的家长借鉴：小朋友在 3 岁前，不允许使用任何电子产品；6 岁之前，不能玩电子游戏机，也不能看动态的视频或者动画片；9 岁之前，要严格控制使用电子产品的时间，如果是为了学习，每次不超过 30 分钟，如果是为了娱乐，每次不超过 20 分钟；12 岁之前，尽量不让孩子单独浏览网页。

这些年，我在餐厅里、地铁上经常看到年纪很小的孩子手不离手机、平板，眼不离电子屏幕，不论正在做什么事情，目光都紧紧盯着屏幕。

这样不仅伤害眼睛，也会损害孩子的专注力。小小的屏幕里有各色视觉、听觉的强烈冲击，有时候连成年人都难以抗拒，不自觉地沉迷其中，一看就是几个小时，更别说还在专注力形成期的孩子们了。

一旦依赖这种高度刺激感官的媒介信息，再想让孩子安静地读完一本书，恐怕就很难了。所以，3-6-9-12 原则，保护的不仅是孩子的视力健康，更是对感受力和专注力的培养。

祛假：拒绝让近视弄假成真

保卫眼睛需要重视“光营养”。

说到护眼习惯，前面提到的读书姿势、劳逸结合等，大家或多或少已有所认识。但是说到“光营养”，我相信很多人平时都忽视了。

防控近视有一个重点，就是进入眼睛的光线质量，会直接影响近视的发展。这也是我们提倡多进行户外活动的原因：太阳光就是质量最高的光线！避开夏季正午这种暴晒的时段，在阳光充分的时候，每天户外活动总时长 2 个小时，单次超过 15 分钟，眼底会分泌出有益的多巴胺，延缓眼轴增长，减少近视发展。

让眼睛多接收好的光线，就是促进视力健康的“光营养”。

当然，户外活动时间毕竟有限，我们大部分的学习、工作和生活都是在室内进行的。所以，布置一个良好的用光环境，就非常重要了。

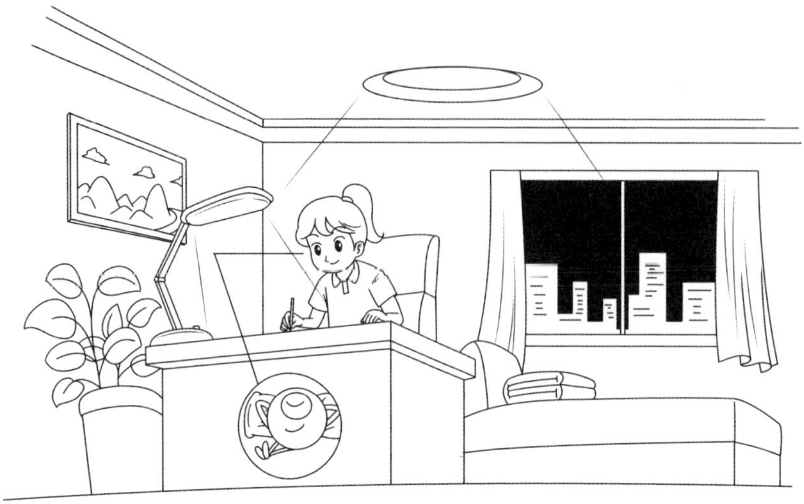

同时开着吸顶灯、台灯，眼睛会感到十分舒适

很多房屋的自然采光其实是不充足的，但大部分人又没有白天开灯的习惯，长时间在昏暗的环境里看书、写字，甚至只是做家务、收拾房间，都是对眼睛的伤害。

因此，保卫“光营养”的第一步，就是找一个手持照度计，查看家里的环境照度。如果家里只开顶灯的时候环境照度还没达到300lx，那就该把它换掉了。

另外，就算是开着台灯读书写字，也要打开房间里的吸顶灯，保证光线的均匀分布。

最重要的是工作和学习使用的护眼灯，一定要确保是模拟自然光的全光谱灯，并且台面中心区域照度应该达到500lx。此外，还可以打开手机摄像头拍一拍，确定是无频闪的灯具。达到这些指标，才算是一个眼睛友好的光环境。

跟随陶医生做“12345”护眼操。

我总结了一套“12345”护眼操，每当长时间用眼、感到疲劳时，都可以花三分钟时间跟着做一遍。

1. 开合跳：	10 次，将久坐不畅的下半身活动开来，激活全身的血液循环。
2. 旋肩：	顺时针、逆时针各做 8 次，将血液传输到身体的上半部分。
3. 转颈：	仰起头，让头顶对着天空写一个“米”字。进一步将血液传输到头颈部。
4. 刮眶：	将大拇指按在太阳穴上，食指弯曲，将眼眶上下平均分成四段，分段来回刮按眼眶上部。在刮按的时候可以稍稍用一点力气，以眉骨感受到酸胀为准。这一步可以刺激眼部穴位，放松眼部肌肉。
5. 挤眼：	闭上眼睛，眼轮匝肌发力，用力地挤眼 5 次。这样能够刺激眼睛的睑板腺分泌油脂，缓解眼睛的干涩。

做完这 5 步，长久用眼积攒的视疲劳就能得到大大的缓解，同时也能舒展肩颈，放松全身的压力，一举多得。

睡前十分钟热敷眼睛。

现在市面上可以买到各类加热眼罩，加热眼罩是缓解视疲劳的一种好工具。睡前用它热敷 5 ~ 10 分钟，温度在 40℃左右为宜，就可以很好地促进眼周的血液循环和睑板腺的油脂分泌，让疲劳了一天

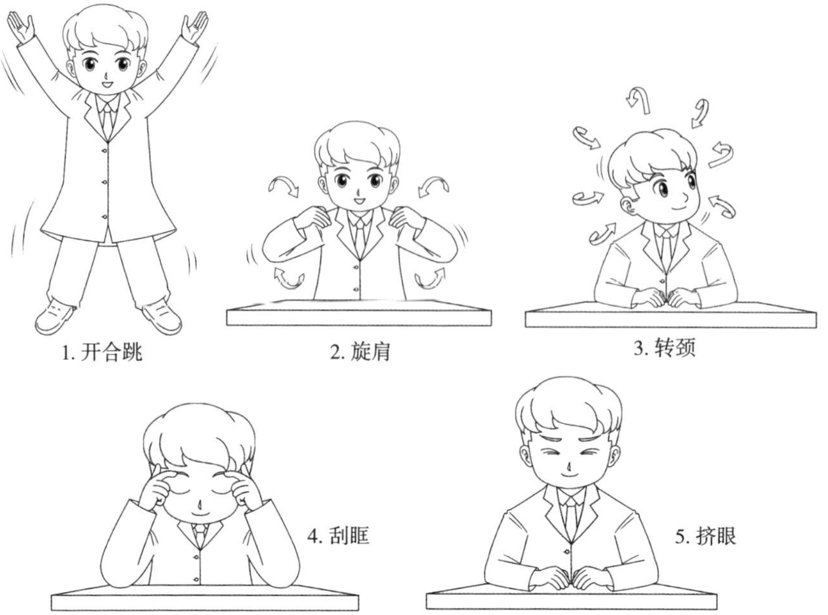

护眼操示意图

的眼睛恢复湿润和舒适。但是要注意，热敷的时间并不是越久越好，5 ~ 10 分钟就可以了。

眼睛最喜欢 ω-3 脂肪酸和叶黄素。

补充眼睛“喜欢”的膳食营养素，也是祛假的重要环节。多项医学研究表明，补充 ω-3 脂肪酸对于眼睛保持健康有好处，能够增强眼底神经细胞的功能。富含 ω-3 脂肪酸的典型食物有鲑鱼、鳟鱼等各种的深海鱼类，可以经常安排它们上餐桌。另外，也可以通过吃高纯度的鱼油胶囊进行补充。

另外一种对眼睛有好处的营养素是叶黄素。我们眼睛里面最重要的一个部分——黄斑部，就含有高浓度的叶黄素。但是，人体自身是没有办法合成叶黄素的，必须要靠膳食摄入来补充。所以，多吃含有

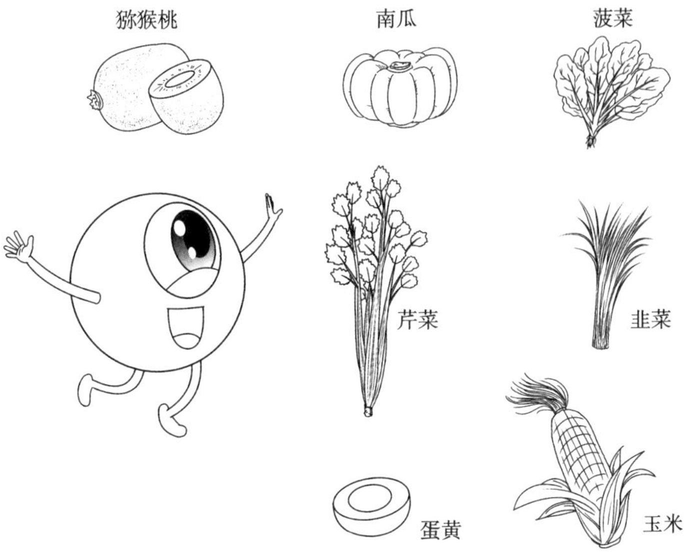

保护眼睛，要多吃含叶黄素和 ω-3 脂肪酸的食物

叶黄素的食物，对视力健康非常重要，叶黄素可以帮助我们增强防蓝光、抗氧化的能力，延缓眼部的衰老，保持视网膜的健康。我们日常的餐桌上，南瓜、菠菜、芹菜、韭菜、玉米、蛋黄、猕猴桃等，都是很好的叶黄素来源。

精控：控制度数三板斧，阿托品滴眼液、离焦镜、OK 镜

佩戴近视眼镜，三大误区要规避——迟配镜、少戴镜、不校对。正确的做法应该是这样的：

第一，确认近视，应及时配镜。在我小的时候就听过一个观点，认为在近视初期不应该过早戴眼镜，戴得越早，近视发展得越快。这个错误的观点直到今天还在泛滥！实际上，一旦确定了 100 度以上的真性近视，就应该及时地佩戴眼镜。否则，儿童保持 1 尺阅读距离时

无法看清楚书上的内容，只能通过改变坐姿来看清，这样坐姿就不好了。及时地佩戴眼镜，让眼睛可以不需要离物体太近就可以看清楚东西，这才是延缓近视发展的前提。需要指出的是，随着技术进步，配什么样的眼镜，已经成为近视防控中的一个重要话题。普通单焦点眼镜可以矫正远视力，但是凹透镜需要增加睫状肌的调节力，也就是说眼睛其实做功更多，无法应对长时间近距离读写带来的疲劳。因此各类多功能镜片被研发出来，既能矫正远视力，也能适应长时间读写。

第二，看近看远，尽量持续戴镜。有一种说法，认为低度近视时，看书、写字尚能看清，就把眼镜摘下来，等到要看黑板、看屏幕等远处时，再把眼镜戴上，防止“依赖”眼镜，这种做法在现在这个时代来说有点过时。现在的周边多点离焦镜片，既适合看远，也适合长时间看近，无须在远近切换时反复摘戴。为了形成周边近视离焦，需要每天佩戴的时间应在 12 小时以上，否则每天的近视离焦总量不够，起不到延缓近视发展的效果。

有一种情况，适合“看远戴镜，看近摘镜”——内隐斜。孩子有这种情况时，为了调节看近处时的斜视状况，医生可能会建议他在看近处时摘镜或者改用低度数的眼镜。但是在临床上，这类情况只占了 1% 左右，大部分近视患者还是应该随时佩戴眼镜的。

当然，对于近视度数 200 度以下的低度近视儿童，户外活动对视力的清晰程度要求不高，如果参加跑、跳等剧烈运动，为了避免框架眼镜损坏造成眼睛的二次损伤，可以考虑暂时摘镜。

第三，及时更换，保证度数合适。配眼镜不是一劳永逸的事情。特别是对儿童、青少年来说，他们正处于用眼的高峰期，眼睛也正在生长发育期，一定要及时地关注其度数的变化，才能做到“精控”。

对于儿童、青少年近视患者，最好每 3 个月到半年复查一次视力，如果度数的增加在 50 度以上，就应该更换镜片。否则，一直戴着不合适的眼镜，平时过度用眼，会导致视疲劳加重，加速对视力的消耗。另外，如果镜片出现磨损、开裂等问题，也要及时更换，防止影响视野清晰度。经常关注度数的变化，保证双眼能够不费力地视物、最大程度地减轻疲劳，这就是精控的意义。

合理使用阿托品滴眼液。

对于 4 岁至青春期的儿童、青少年，近视时可以配合使用阿托品滴眼液来控制近视发展。它的原理是通过松弛睫状肌，减少眼部肌肉的调节紧张，从而延缓眼轴的增长，达到控制近视发展的目的。尤其是近视度数超过 50 度，且增长较快的儿童、青少年，可以使用阿托品滴眼液来控制近视的发展。

目前，国内获批应用于控制儿童、青少年近视的阿托品滴眼液的浓度是 0.01%，每天晚上睡前滴用，两眼各滴 1 滴即可。如果使用后，能保持 3 个月以上眼轴增长比较缓慢，就说明控制效果不错，可以继续使用。如果控制得不好，可以考虑一天两次滴用，或者考虑联合使用 OK 镜、离焦镜等矫正工具辅助控制了。根据目前临床数据反馈，单独使用低浓度阿托品控制效果不佳的往往是对于低龄儿童。

离焦镜、离焦软镜、OK 镜（一种硬性角膜接触镜，也称角膜塑形镜），适合自己才最好。

确诊了近视，除及时佩戴普通近视眼镜之外，还可以选用一些特殊的矫正镜片，帮助延缓近视的加重。常见的有离焦镜、离焦软镜和 OK 镜。

传统的近视眼镜是单光镜片，在矫正近视时，能将视力中心区的物像正好投影在视网膜上，但是视力外围区域的物像却投影到了视网膜后

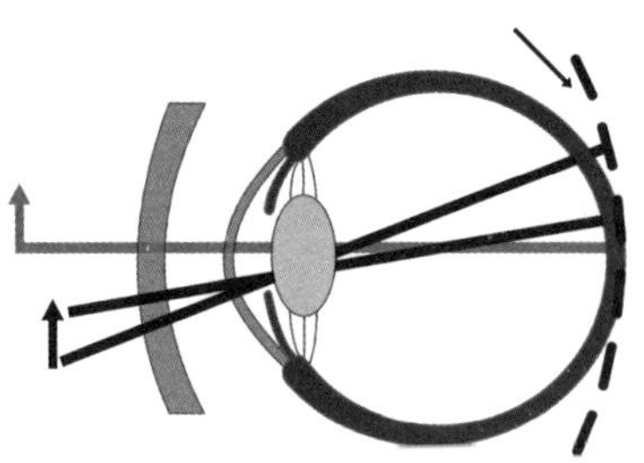

传统近视眼镜矫正近视，使中心物像投射在视网膜上，外围物像投射到视网膜后方

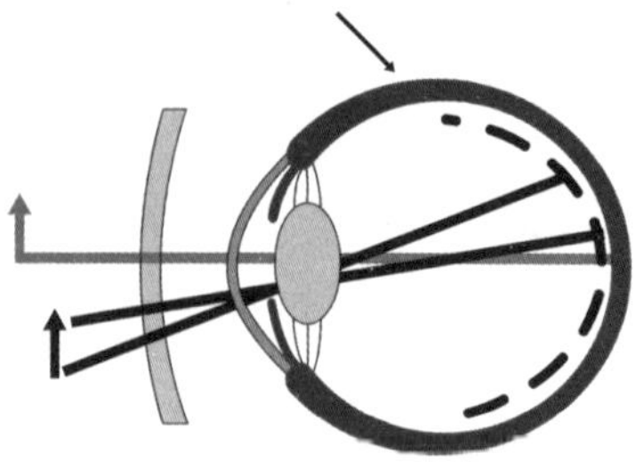

离焦镜矫正近视，不同区域物像投射

方，形成“远视性离焦”，容易刺激眼轴向后侧生长，增加近视度数。

而离焦镜是一种特殊设计的框架眼镜，简单来说就是中心视野以外的镜片度数比中心区域低，减少形成“远视性离焦”。周边多点离焦镜片的设计更为复杂，镜片周边区域规律分布了 +250 度甚至更高度数的正透镜，使得光线在视网膜前形成非聚焦的光束带，更利于在长时间近距离用眼时降低眼部疲劳。使用离焦镜，对青少年近视的增长有大约 30% 的控制效果。

离焦软镜的原理与之相似，也是通过镜片不同区域的屈光度的差异，控制近视的发展，只不过做成了软性隐形眼镜的形式，对于运动等场景更友好，也可以和框架眼镜交替佩戴，可能会比单用框架眼镜有更好的控制效果。

OK 镜是一种在夜间佩戴的硬性透气性角膜接触镜，原理是在晚上睡觉时佩戴，能够压平角膜中央区域，既能矫正远视力，白天无须戴镜就能够获得清晰视力，也能形成离焦作用，抑制眼轴增长。不过需要注意的是，OK 镜的佩戴对于卫生要求很高，不仅需要严格洗手，还得用护理液对 OK 镜进行护理，否则佩戴不当，还会引起角膜感染甚至溃疡。在有配置资质的机构数量不足、卫生条件相对欠缺的地区，需要谨慎推广 OK 镜。

在临床上，这三种眼镜都是用来矫正近视的有效光学手段，但分别适用于不同的情况。

如果近视者年龄小、度数低，在 125 度以下，并且双眼度数差别不大，可以先戴一段时间离焦框架镜，结合使用眼药水、进行视力训练等，观察控制的效果。如果效果不好，可以再换成 OK 镜或者离焦软镜。而如果双眼度数差别比较大，那么就不建议选择离焦框架镜了，更适合选择 OK 镜或者离焦软镜。如果度数已经有 100 ~ 600 度了，同时眼表条件不错，那么就建议直接使用 OK 镜。因为在度数高、涨得快的情况下，OK 镜矫正效果较为突出。但如果已经超过了 600 度，或者散光度数超过 200 度，就不推荐使用 OK 镜了。

到底要选择哪种矫正方法，是根据孩子的年龄、近视类型、日常用眼场景、近视发展程度、眼部状况等因素综合决定的。但矫正近视更重要的是，在近视发生之前和近视早期，就要树立“筑基、祛假、精控”的护眼理念。尤其是筑基——将好的用眼、护眼习惯融入日常生活，保持居家学习的“优质光环境、远环境（采用拉远设备将近距离物象变成更远距离物象）”，这是孩子能够长期保持视力健康的基础。特别是对于处在人生早期阶段的孩子们来说，更需要在家长的引导下形成终身受益的好习惯。而作为家长，则需要转变自己的观念，不要再一味地将刻苦用功的要求凌驾于视力健康之上，也不必在焦虑的驱使下，花费大量时间和金钱去追求各类护眼仪器和产品。

我始终相信，一双明亮的眼睛，是人生中最珍贵且受益终身的礼物。希望大家都能够拥有主动爱护它的意识，越早越好。

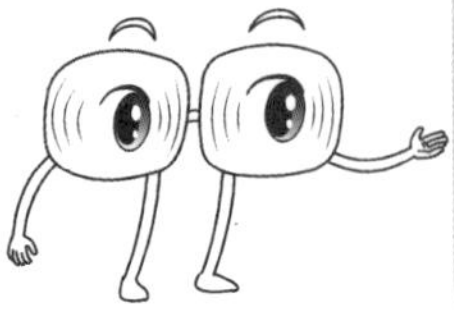

离焦镜

佩戴方式	白天佩戴框架眼镜
适用年龄	3 岁以上（尤其青少年）
舒适度	无接触，适应性强
护理要求	无需特殊护理
价格	中等（3 000 ~ 6 000 元）
适用度数	近视≤ 800 度，散光≤ 400 度，双眼度数差距不大

佩戴方式	白天佩戴软性隐形眼镜
适用年龄	无严格年龄限制
舒适度	柔软、异物感低
护理要求	日抛型为主，无需护理
价格	中等偏高（日抛成本约 30 ~ 100 元 / 天）
适用度数	近视≤ 1 000 度，部分品牌支持散光

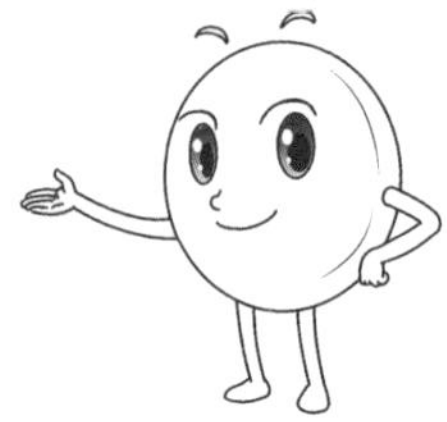

离焦软镜

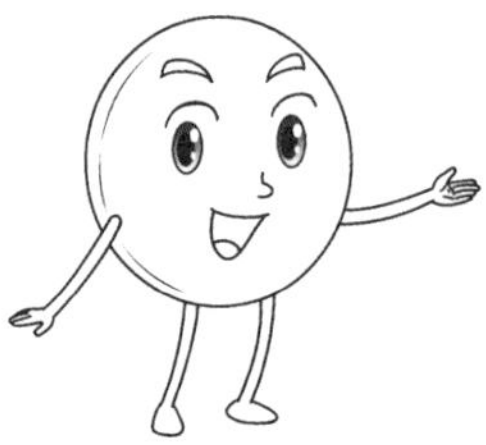

OK 镜

佩戴方式	夜间佩戴硬性隐形眼镜
适用年龄	8 岁以上
舒适度	初期异物感明显
护理要求	需严格清洁和定期复查
价格	高（7 000 ~ 15 000 元 / 年）
适用度数	近视≤ 600 度，低散光

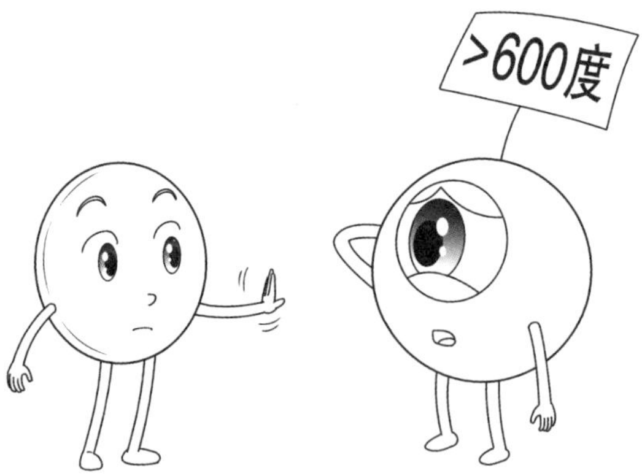

如果已经超过了 600 度
就不推荐使用 OK 镜了

三种矫正镜片对比

第二章

散光可以逆转吗

一、为何总是月色朦胧

有位朋友和我分享了一则趣闻。

中秋节那天，一家人吃了晚饭后，朋友突然想起，这段时间天气一直很好，想来应该可以清楚地看到月亮。他们可以趁这个日子，带着孩子中秋赏月，一来这是民俗传统，二来也能教孩子享受自然、陶冶情操。

于是，朋友立刻行动起来，兴致勃勃地拉着孩子去阳台上观月。

中秋当晚，空气质量确实不错。夜空如洗，皓月当空。因为没有任何云雾的遮挡，月亮的轮廓清晰可见，和星空相互映衬，明亮而高洁。

朋友正要感慨，今晚的月亮真是又亮又圆，就听见孩子说："爸爸，我知道课本上的'月色朦胧'是什么意思了！"

朋友听了心里很是欣慰，这孩子已经能学以致用了！赶忙问他："是吗？快和爸爸说说！"

"你看，月亮好像有个灯罩笼着它，散发出的光晕开一大片，这不就是朦胧吗！"孩子讲得头头是道。

朋友听了，又转头看向天上的月亮。怎么看都是一个边界分明的正圆，哪有朦胧模糊之说！

"于是，第二天我就带他去检查眼睛，结果出来，果然是散光。"朋友无奈地跟我说。

原本赏月是雅事一桩，月色朦胧这个词，更是充满了浪漫色彩，没想到竟然由此发现了孩子的视力问题，生活中真是处处有"惊喜"。

散光，和近视、远视一样，都是眼睛的屈光不正。

正常情况下，我们眼睛的角膜和晶状体都有光滑、规则的球面。

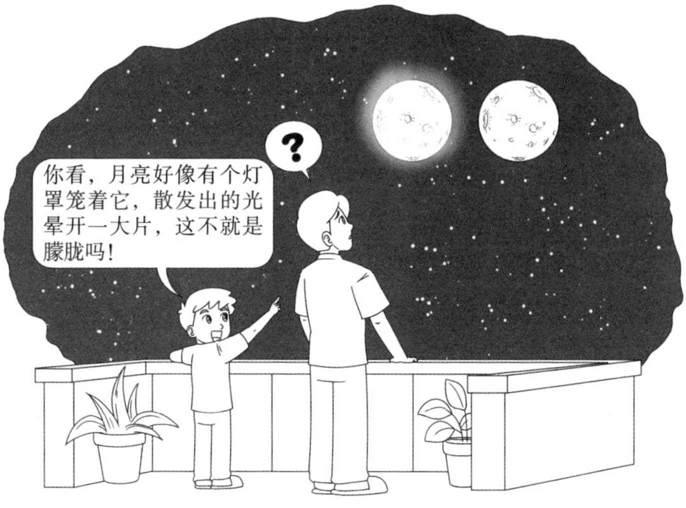

父子同时看月亮却看出两种形态

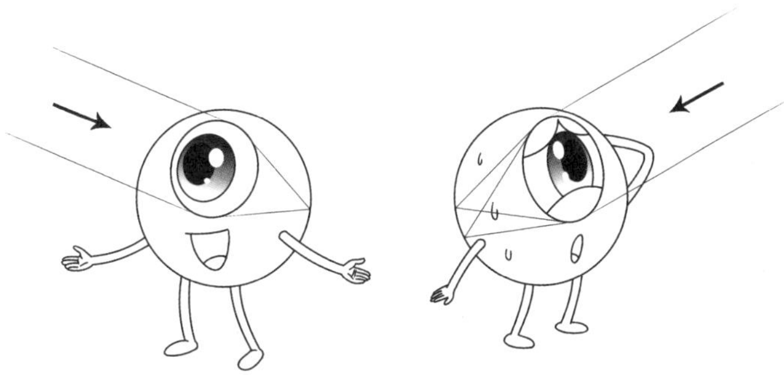

正常眼睛聚焦　　　　散光眼睛的焦点分散

正常眼睛聚焦 vs 散光眼睛的焦点分散

光线进入眼睛后，会通过它们聚焦在视网膜的一个焦点上，形成清晰的图像。而散光的眼睛，就是因为角膜或者晶状体的形状不规则，所以光线通过它们时，没有办法被聚焦到同一个焦点上，而是被分散到了不同的方向，在视网膜上形成了多个虚的光圈，这就导致我们看到的东西变得模糊，甚至出现重影。

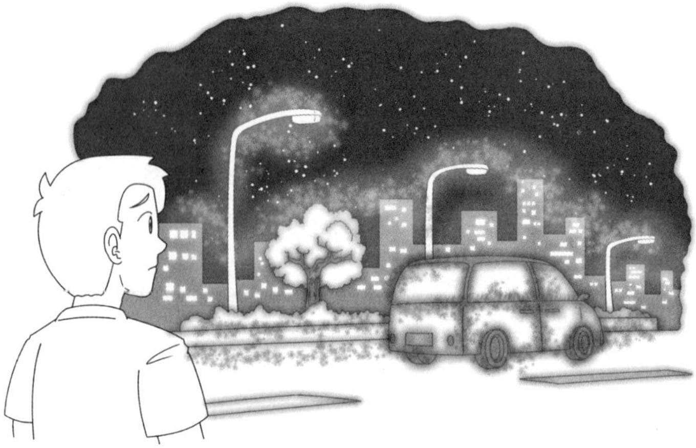

看物“毛毛的”示意图

眼睛有散光的人，不论看近还是看远，都可能会出现视力模糊的情况。比如，常常会觉得一个东西的边缘不清晰，有种“毛毛的”感觉，特别是晚上在外面，看车灯、路灯，好像全都是晕开来的一大片。这也是为什么，明明月亮的边缘非常清晰，又圆又亮，但是在朋友孩子的眼里，却始终有一种“月色朦胧”之美，根本看不清楚它的边缘。

散光的眼睛还非常容易疲劳，因为它需要不断地调整焦距，努力地看清楚东西。更严重的情况，还有可能出现看东西变形的症状。比如，一盏圆形的灯，在散光的人眼里可能会变成椭圆形。如果经常出现这些现象，就要怀疑是不是有散光了。

二、手不释卷，也有副作用

大多数的散光是先天性的，比如遗传。如果父母中任意一方有散光，那么孩子也患散光的概率会明显上升。因为遗传因素可能会影响

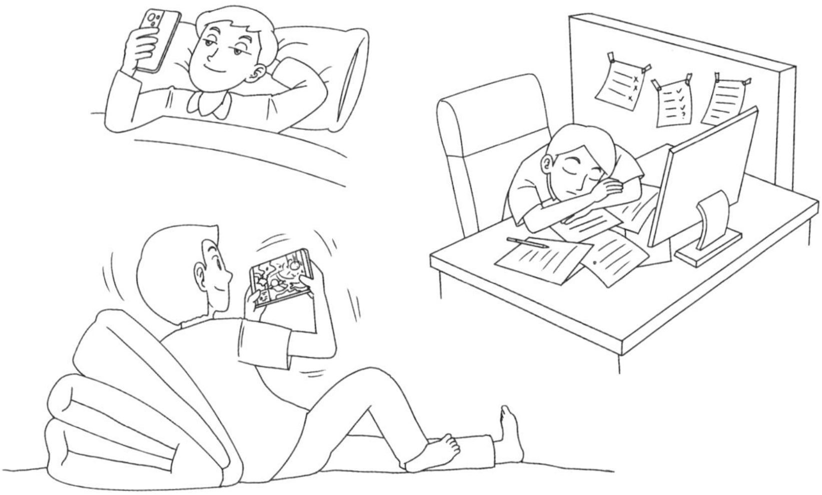

躺看手机、趴桌睡觉、歪着打游戏等不良用眼姿势集合

眼球的形态发育，导致角膜或者晶状体的形状不规则，进而产生散光。好消息是，这种遗传性的散光一般在三岁就会相对固定，不会再随着年龄增长而加重。

除先天性遗传因素之外，还有很多的后天性因素也可能会导致或者加重散光。

朋友的孩子是个“小书虫”，平时最大的爱好就是阅读各种各样的书籍，也难怪他会在观月的时候脱口而出“月色朦胧”的描述。

读书值得鼓励，但是当然也要讲究时长和姿势。这个“小书虫”，就是因为经常看书看得入迷，舍不得放下，直到晚上睡觉之前仍手不释卷。而且，他在睡前读书时不是端端正正坐在书桌前的，而是要么斜躺着看，要么趴在床上看。这些不良的用眼姿势就非常容易导致角膜的受力不均匀，进而引发散光。

这些年我发现，成年人会有更多的不良用眼习惯。大家平时工作

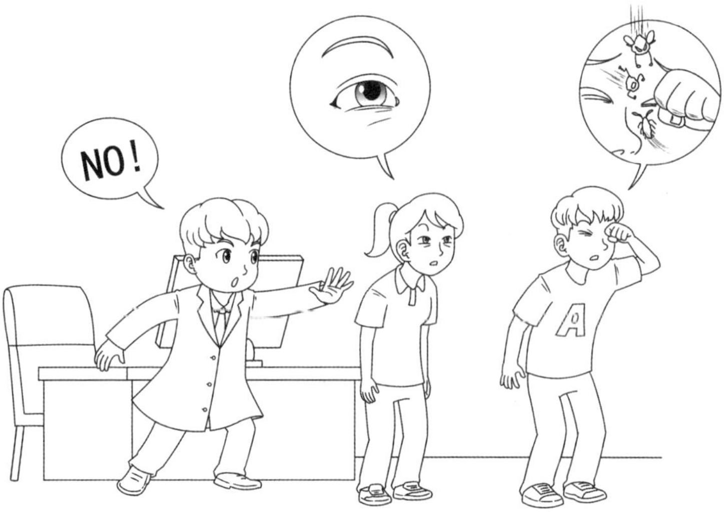

为了看东西清楚眯眼，揉眼导致细菌进入眼睛

压力比较大，睡前总想放松一下，就倚在床上打打游戏，或者持续不停地刷手机，这些动作同样都很容易导致或者加重散光。

另外，不仅是用眼姿势，睡觉的姿势也得注意，如果经常趴着睡觉，这个姿势对于眼球的压力也是很大的。很多上班族朋友习惯在工位上趴着午休，会发现睡醒起来的时候，眼睛会模糊好一段时间。这就是因为趴着睡压迫到了眼球，使角膜出现了变形，无法正常聚焦光线了。虽然这种看不清的状况是暂时的，休息一会儿就能恢复。但如果长期这么睡觉，久而久之就会形成不可逆的散光。

有些人习惯眯着眼看东西，每当需要专心阅读什么的时候，就习惯性地眯起眼，这也是加重散光的高危习惯。很多近视的人都同时患有散光，就是因为近视后迟迟不去配眼镜，或者眼镜的度数不合适，总是依赖眯眼睛来看清楚东西，殊不知在这个过程中加重了散光，视力只会越来越差。

还有一个对眼睛非常不好的习惯：用手揉眼睛。特别是在外面，我们的手摸过鼠标键盘、摸过地铁公交的把手、摸过超市里的各种小商品，早就沾满了各种各样看不到的细菌。频繁用手揉眼睛，不但可能会导致角膜受到压迫而变形或损伤，从而引发散光加重，还有可能把手上的细菌带入眼睛里，进一步地影响角膜的健康，如果引起炎症，也会间接导致散光的加重。

还有一些对近视朋友们的提醒。很多朋友平常习惯戴隐形眼镜。戴隐形眼镜其实有很多注意事项，如果没有用正确的方法，也是会伤害到眼睛的。

首先，戴隐形眼镜的时间不宜过长。如果隐形眼镜戴了太久，镜片长时间与角膜接触，可能会导致角膜的形状发生改变，加重散光的症状。因此如果需要戴隐形眼镜，建议每天的佩戴时间不超过 8 小时，而且尽可能选择高透氧的隐形眼镜。另外在一些特殊情况下，比如在坐飞机、感冒发热、女性生理期时，隐形眼镜佩戴更容易引起炎症或者摘下不方便，我建议大家还是尽可能地避免佩戴隐形眼镜。

其次，隐形的摘戴手法要特别注意。很多朋友的习惯动作是，两根手指一捏，把隐形眼镜直接从黑眼球上捏出来。这样做确实比较省事，但是很容易不小心划伤角膜。而且有时候隐形眼镜已经比较干了，会紧紧地贴在眼球上，如果在这种情况下强行摘取，可能会造成角膜上皮损伤。

摘隐形眼镜的正确手法是，首先把上下眼睑分开，这一步可以用我们的两只手分别拉开上下眼皮。眼睛向上看并用一根手指轻轻触碰镜片，把它下移到眼白的部分，再轻柔地把镜片用拇指和食指捏出来，

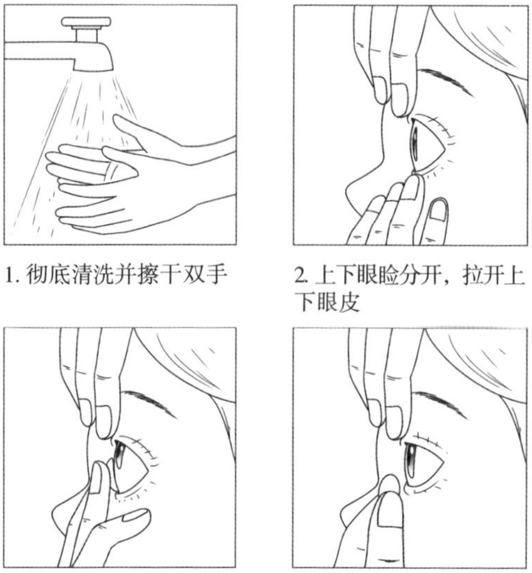

1. 彻底清洗并擦干双手

2. 上下眼睑分开，拉开上下眼皮

3. 用一根手指轻轻触碰镜片，把它下移到眼白的部分

4. 轻柔地把镜片用拇指和食指捏出来

隐形眼镜正确摘取步骤示意图

这样可以有效地避免伤到角膜。当然，做这一切之前，要确保双手都已经洗干净并擦干水分。隐形眼镜摘下后，也要正确地用护理液清洁和保存。

三、散光矫正，因眼而异

散光是否需要矫正，不仅要看散光的程度如何，还需要根据眼睛的整体状况，比如是否有近视、远视等，进行综合判断。

一般来说，100 度以下的散光对于日常生活的影响是很小的，大多数情况下可能完全感觉不到散光的存在。所以，如果成年人散光小于 100 度，并且没有近视、远视等其他问题，是不需要专门进行散光的矫正的。但是，如果你经常觉得视力模糊、容易视疲劳，或者在阅读、看电视、看手机时，很容易出现不舒服的情况，那么最好找眼科医生进行检查，让医生来判断是否需要矫正。

另外，对于儿童来说，他们眼睛还在发育的过程中，有些时候即使散光度数比较低，也有可能会对视力发育产生影响。因此，如果是孩子有散光，哪怕度数并不高，家长也需要多注意孩子的视力表现，多观察有没有出现视力下降的情况，一旦发现有什么异常，就要及时进行视力检查，根据医生的建议决定是否需要矫正。

如果散光程度达到 100 ~ 200 度的中度散光，很可能会同时伴有近视，那么可以通过框架眼镜来一并进行矫正。框架眼镜的优点是价格经济，日常的使用、保养也都比较方便。但有些人戴框架眼镜可能会觉得视物有一些畸变感。这是因为眼镜镜片的形状和厚度会影响光线的折射，在有些情况或角度下，可能会让人觉得看到的东西有点变形，比如直线看起来变弯了、大的东西看起来变小了等。不过这对于大多数人影响都不大，戴一段时间之后就能够很好地适应了。

如果散光度数达到了 200 度以上，就是中高度散光了，这时会有很多儿童同时伴有近视的问题。如果佩戴框架眼镜，镜片免不了会非常厚，戴起来会觉得耳朵、鼻梁都在“负重前行”。而且散光度数较高，镜片的边缘和中心的厚度差异也会很大，会导致视物有比较明显的畸变感。

对于中高度散光，特别是伴有近视的患者，有一个比框架眼镜矫正效果更好的方法：硬性角膜接触镜，也叫 RGP。这种镜片是一种特殊的隐形眼镜，和我们日常说的隐形眼镜一样都是白天佩戴、晚上摘下，但是它的镜片要比我们通常见到的隐形眼镜硬得多，所以刚开始佩戴时，会觉得有异物感，好像眼睛里进了沙粒似的，硌得不舒服，但是这种感觉一般几天后就能适应。

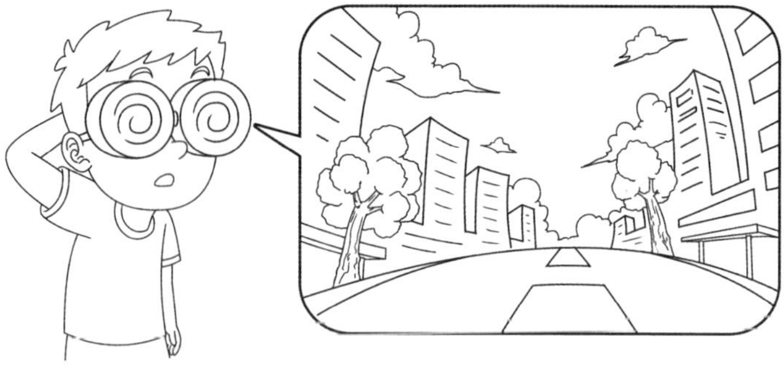

人戴着很厚的眼镜，看东西时有很强的畸变感

戴过普通隐形眼镜的朋友会知道，隐形眼镜的镜片是软的，戴进眼睛里会和黑眼球贴合在一起。但 RGP 镜片因为具有一定的硬度，即使戴进眼睛里，镜片的形状也会保持稳定，镜片规则的曲面会和角膜之间形成泪液层，填补了角膜不规则、不平整的部分，从而把造成散光的部分“抚平”。

另外，由于 RGP 镜片在佩戴过程中，会对角膜产生一定的压力，使角膜变平，从而能矫正近视。前文提到的 OK 镜，也是一种特殊类型的 RGP，是夜间佩戴，白天摘下的，对于眼睛正在发育的青少年来说，OK 镜的“压迫作用”还可以减缓眼轴的增长，从而控制近视的进一步加重。OK 镜在散光合并近视的治疗中也是可选的方案之一，一般可以矫正 150 度以内的散光。

和框架眼镜相比，RGP 能够为高度散光、高度近视者带来更清晰、更稳定的视觉。它的价格比较贵，一副可能要花费几千元，一般可以用到 2 ~ 3 年。

使用 RGP 要特别注意保持清洁卫生。每天摘下来后，都要花时间认真用专用护理液清洗镜片。毕竟，它是要直接接触眼球的，如果

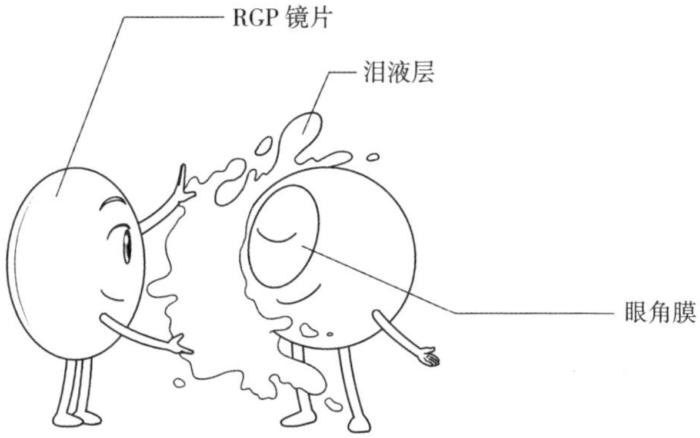

RGP 镜片和眼角膜之间形成泪液层，以填补角膜不规则部分

不干净，很容易引发眼部感染，对视力造成更大的损害。另外，如果使用过程中眼睛出现了不舒服或者异常症状，比如眼红、眼痛、视力下降等，应该立即停止佩戴，尽快去医院检查。

最后，如果你觉得不论是框架眼镜，还是硬性角膜接触镜都很麻烦，想要摆脱彻底眼镜的束缚，那么就可以考虑用手术的方法，将散光和近视一起矫正，这种手术叫作角膜屈光矫正手术，我们经常听到的“全飞秒激光手术、半飞秒激光手术”，就都属于这一类手术。这类手术的基本原理，是通过激光对角膜进行切削，将角膜变得更规则，从而矫正散光和近视的问题。

因为要切掉一部分角膜，所以这种矫正手术对于眼睛角膜的条件是有要求的。如果散光度数在 500 度以内、近视度数在 800 度以内，并且角膜条件良好，厚度适中、形态规则，那么就可以应用全飞秒激光手术。全飞秒激光手术属于微创手术，切口较小、对于角膜的损伤较小，术后的愈合会比较快，能够尽早恢复视力。

但是，如果散光度数超过了 500 度，那就意味着角膜的不规则度比较高，这时再去切削角膜，可能会进一步影响到角膜的稳定性，出现术后并发症的风险也会比较大。所以，对于高度散光的人来说，就不适合做全飞秒激光手术了，可以考虑能够个性化矫正的半飞秒激光手术。全飞秒激光手术削掉的单位角膜厚度比半飞秒激光手术多。半飞秒激光手术可以根据每一位患者具体的角膜地形图、散光轴位和度数，设计个性化切削的方案，实现“量眼定制”，从而更加精准地矫正高度散光。同时也能避免过度切削角膜，减少手术并发症的风险。

总的来说，散光经常会和近视同时发生，所以我们矫正的方案也要综合性地来看待，没有一个放之四海而皆准的方法。散光度数、近视度数、眼睛条件、发育情况等，都会影响到我们选择怎样的矫正方法，这也是我为什么总是劝大家，视力出现问题的时候，要尽早地咨询医生，不要仅通过身边亲友的经验或者网上的案例来自己判断。毕竟，适合别人的，未必会同样适合你。

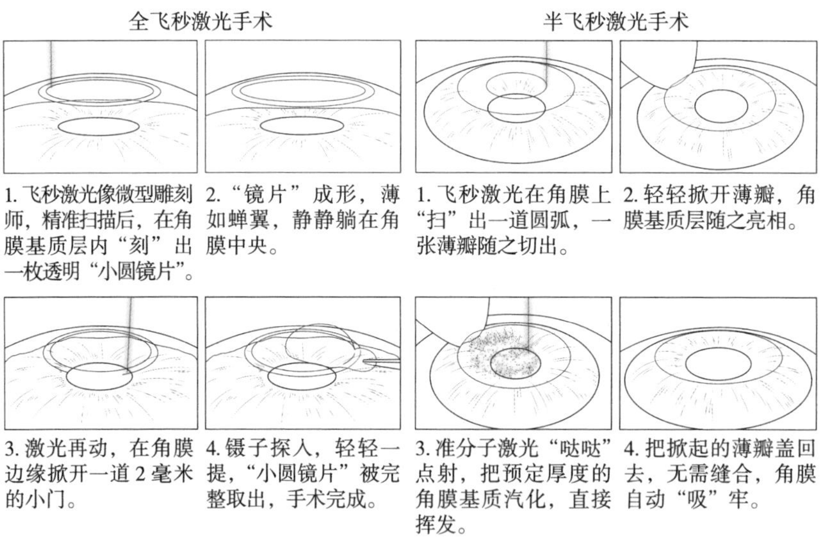

全飞秒激光手术和半飞秒激光手术的区别图

第三章

斜视、弱视 别耽误，得早点治

一、歪头歪脑，竟是眼睛有问题

我认识一位做导演的朋友。见到他的第一眼，我就发现他的头总是微微地向一侧肩膀倾斜着。

和他熟络起来之后，我建议他做一个眼科检查，看看是不是斜视导致的："我见过很多小朋友，因为总是歪头歪脑的，家长就带他们来医院检查，第一时间都是送到外科。外科医生一看，认为是颈部肌肉出现问题导致的，给孩子的脖子动了手术，结果手术之后，歪脑袋的问题还是没好。最后才发现原来是斜视的原因，白白挨了一刀。"

没想到，我话音刚落，这位导演朋友的眼睛瞬间瞪得溜圆。眼神中既有点震惊，又有点恍然大悟的意思。

他转过头，指给我看脖子上面的一道疤："陶医生，被你说中了，我就是这样的小孩啊！"

后来我带他去做了检查，果不其然，他有垂直性斜视。

检查结果出来的时候，他激动得当场给父母打电话："爸妈，我歪头看东西这事，原来之前都治错了，不是脖子的问题，而是眼睛的问题！"

其实，斜视在眼科中，算是一种常见的视力问题，但是很多患者却因为对它缺乏认识，耽误了治疗。

斜视一般可以分为水平性斜视和垂直性斜视。不同类型的斜视，可能反映出不同的外在症状。

比如，水平性斜视中的内斜视，会表现为我们一般说的"斗鸡眼"。而另一种外斜视，则会给人一种"斜眼看人"的感觉：你和他说话的时候，总觉得他在看着别处，而不是直视你和你对话，看起来给人一种很傲慢的感觉。其实他也不是故意的，而是外斜视导致的。

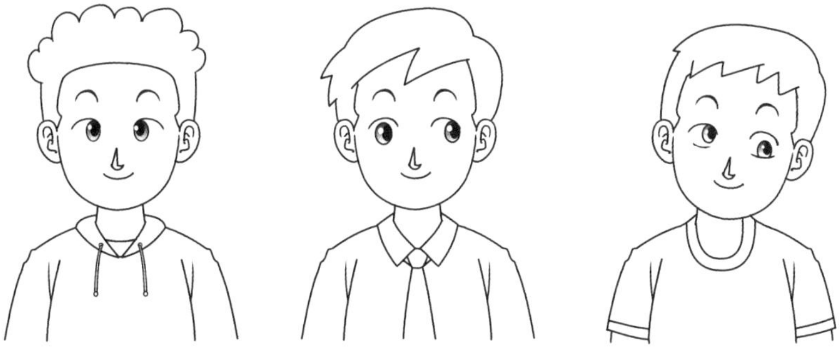

水平性斜视 & 垂直性斜视示意图

垂直性斜视，一般就会表现为像这位朋友一样，总是歪着头看东西。

除了这些外在的症状，斜视还可能表现为看东西有重影、很容易视疲劳，或者有立体视功能障碍，也就是对周边环境和物体的远近、深浅、高低这些空间维度的分辨能力出了问题，无法准确地感知到物体的立体形状和远近关系。最典型的一个症状，就是上下楼梯的时候，特别容易踩空或者被绊倒。

斜视是什么因素导致的呢？原因有很多。

首先，有一部分斜视是先天因素导致的。一种为遗传因素导致，比如父母或家族中有人患有斜视，那么子女发生斜视的可能性就会明显增加。另外一种先天性因素导致的斜视，则是由眼部神经、肌肉、软组织等发育异常，影响了双眼的运动调节功能，从而引发斜视。

其次，有些后天因素也会导致斜视，比如供血不足，或者眼睛受到外伤导致眼外肌协调运动失常，引发斜视。另外，一些不良的用眼习惯也有可能导致斜视，比如长时间保持错误的阅读姿势，趴着、躺着、侧着看书，或者长时间使用电子设备等，形成高度近视，也都可能会引发外隐斜（隐性斜视）或者显斜（显性斜视）。

二、眼睛也会“懒惰”

有一次，一位年轻的妈妈带着一名十岁左右的小男孩来检查眼睛。

她很困惑地告诉我，孩子学习、读书的时候，总觉得看不清。原本她简单地认为是近视，但是带孩子去验光师那里配眼镜的时候，不管怎么调整度数，孩子都还是说看不清，这才来到眼科检查。

我问她：“孩子平时阅读有没有什么问题？比如朗读课文的时候，会不会经常出错？”

这位妈妈一怔，惊讶地连连点头：“陶医生，您怎么知道？他读书老是看错行，老师跟我说了，我还批评他注意力不集中，读书不专心。”

我赶忙为这位小朋友申冤：“你和老师应该都是错怪他了。他看不清、读错行，很有可能是弱视的表现！”

检查结果出来，孩子的一只眼睛确实出现了弱视。那位妈妈看到结果，又惊讶又懊恼，怪自己没早点来带孩子检查，她不停地摸着孩子的脑袋，一脸内疚。

我在心里暗暗想到，还好今天他们来眼科检查了，要不然，这位小朋友还不知道要被冤枉、被耽误多久呢！

不过值得庆幸的是，这位小朋友才十岁，这个年纪发现弱视，还可以进行妥善的矫正治疗。如果发现得更晚一些，等到成年以后，眼睛停止发育，就没有好的治疗方法了。

弱视还有个趣称，叫作懒眼症（lazy eye）。眼睛又“孱弱”又“懒惰”，这是什么意思？其实，它就是指眼睛在年幼的时候发育异常，从而导致的视力水平下降。弱视的眼睛并没有发生任何器质性病变，也不像近视、远视那样，眼轴发生了变形。它只是因为发育得慢，

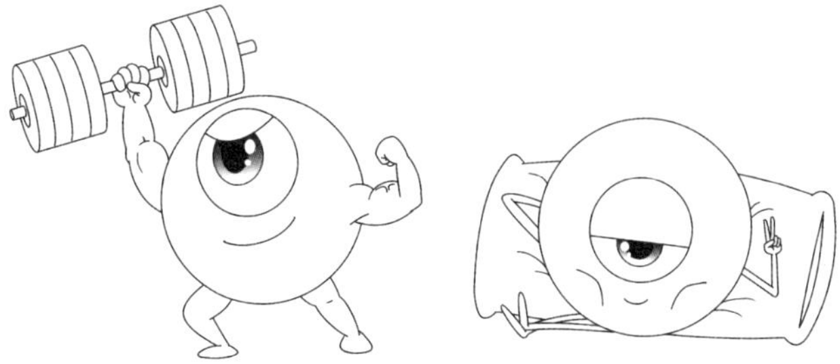

一只眼睛很强壮，另一只很弱很懒

长期接受不到足够的视觉刺激，大脑就会逐渐忽略来自这只眼睛的视觉信息，导致这只眼睛越来越“懒”，看不清楚东西。

弱视的孩子有几个典型表现。首先，就像这位被冤枉的小朋友一样，在学校、生活中，已经明显感觉到视力变差了，但是不论怎么增加眼镜度数，都没法很好地矫正，达不到正常的视力水平。

其次另外一个弱视的典型表现，就是小朋友在学习的时候，你给他一个字、一个单词，他会很轻松、很容易就能读出来。但你要是给他一段话，他就会像得了阅读困难症似的，读几句就磕巴，经常读串行。

造成弱视最常见的原因，就是斜视。因为斜视会导致双眼的视觉不一致，而大脑为了避免这个问题，就会选择性地抑制其中一只眼睛的视觉，导致这只眼睛发生弱视。

另外，如果在儿童时期发生了近视、远视或者散光，并且一直没有得到矫正，也可能会引发弱视的问题。特别是当两只眼睛的度数差距过大的时候，双眼看东西的清晰度不同，大脑为了适应，也会抑制度数更高的那只眼睛的视觉，从而引发弱视。

除这些之外，一些先天因素也有可能导致弱视。我有一个患者是先天性的上睑下垂，上眼皮总是耷拉着，看起来像没睡好、很没有精神的样子。我们普通人的眼睛，上眼皮只会遮盖到瞳孔的上缘，而上睑下垂的上眼皮则会遮盖眼睛瞳孔的一部分，影响光线正常地进入眼睛。长期如此，视网膜得不到应有的刺激，就会导致视力发育异常，形成弱视。

三、斜视、弱视，治疗要趁早

弱视与斜视的治疗都是越早越好。

先说斜视，如果能够在儿童期尽早地发现，大多数常见的斜视类型都是可以通过手术进行治疗的，而且能够达到很好的治疗效果，也可以及时地避免斜视引发进一步的弱视。手术恢复之后，也基本不会留下什么瘢痕，对生活没有影响。

那么如何尽早地发现斜视呢？这就需要家长细心观察孩子平时的行为习惯。比如，孩子是不是经常歪头歪脑，特别是看人、看东西的时候，会不会总是习惯性地将脑袋偏向一侧？或者，孩子在读书、看电视的时候，会不会总是把眼睛眯起来？强光下喜欢闭上一只眼睛？如果有这些情况，那就要警惕是否出现了斜视，要尽快来医院做检查。

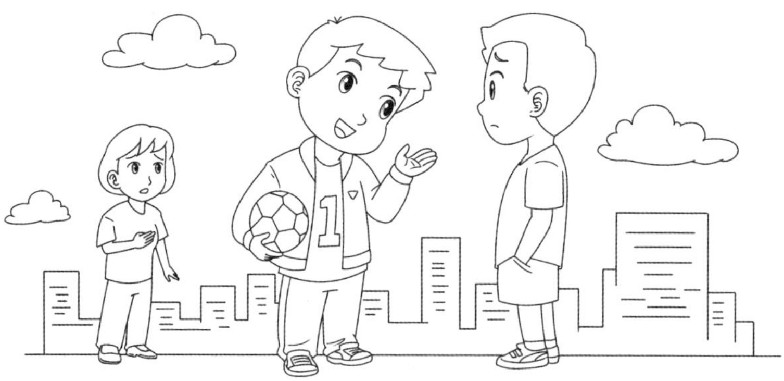

孩子歪头看人

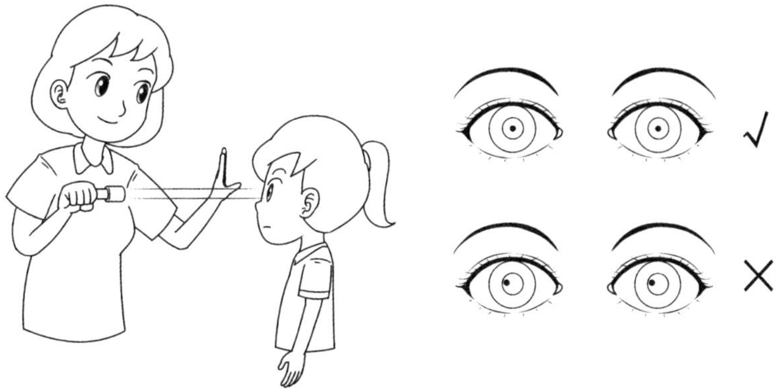

角膜映光法检查斜视示意图

另外，还可以专门观察孩子的眼位，来初步判断有没有斜视的问题。具体的做法是，在自然光线下，让孩子看某个目标物，这个时候去观察孩子的双眼是否在同时注视着同一个目标方向。如果感觉孩子双眼注视的方向好像不太一致，那么也有可能是斜视。

还有一种专门检查斜视的方法，角膜映光法。家长需要准备一个光线柔和、稳定的手电筒（注意不要用强光手电筒），把手电筒拿在与孩子视线平齐处，也就是对准鼻梁的位置，在距离大约 30 厘米的地方开灯照射，孩子看着手电筒。正常情况下，孩子的双眼瞳孔中央会映射出反光点。如果反光点有所偏斜，不在瞳孔中央，说明可能存在斜视的问题了。

至于弱视，则比斜视更加需要及早治疗。弱视的最佳治疗年龄在 8 岁之前，这个时候的治疗效果最好。此外，8 ~ 12 岁的孩子也可以进行治疗，只是与儿童期相比，治疗的进程可能会慢一些。而如果到了成年才发现弱视的问题，这时的眼部发育几乎已经停止了，就没有什么好的治疗方法了。

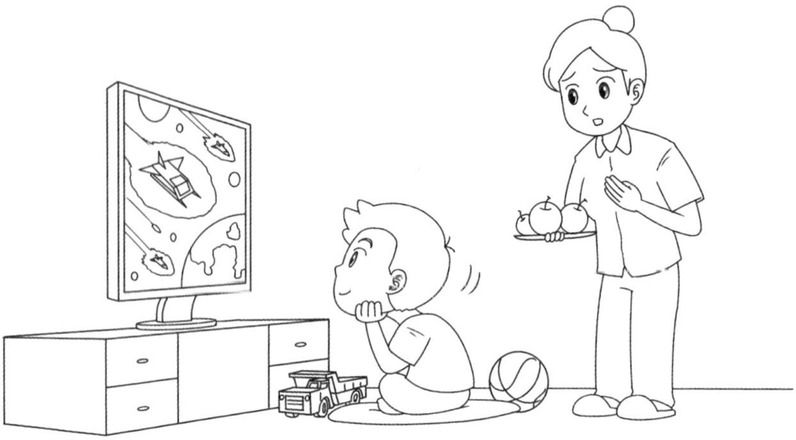

孩子伸长脖子看屏幕

所以，如果家里有 12 岁以下的小朋友，家长一定要特别重视观察孩子有没有弱视的问题。

弱视也可以通过观察孩子平时的行为习惯来发现。早期弱视的小朋友有个很典型的动作，就是平时看电视、看书的时候，总喜欢凑得很近，恨不得把脑袋伸进屏幕里、书页里，这就要引起家长的注意了。

另外，斜视是导致弱视的高危因素，如果孩子有斜视的表现，比如眼睛从外观就能看出来注视的方位不一致，或者经常歪头、眯眼等，也需要同时警惕弱视的问题。

除行为观察之外，孩子体检的视力检查也是一个重要的指标。3 ~ 5 岁的儿童视力低于 0.5，或者 6 岁及以上的儿童视力低于 0.7，都需要进行进一步检查。而且，只看双眼总体的视力是不够的，还要注意看双眼的视力是否存在明显的差距。如果双眼视力相差两行以上，也需要检查是否有弱视的问题。

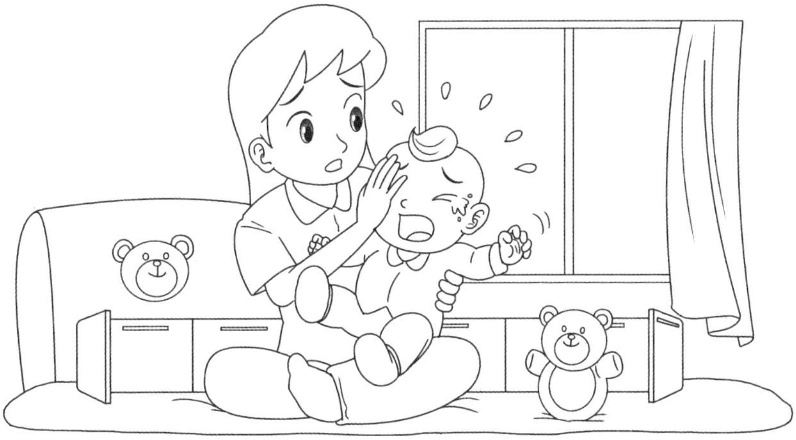

给婴幼儿遮盖一只眼睛，观察孩子是否哭闹

为了尽可能早地发现弱视的问题，家里有婴幼儿的朋友，还可以进行“遮盖实验”。分别用手遮盖住孩子的一只眼睛，观察他是否会出现不舒服、哭闹的表现。如果有，很可能孩子其中的一只眼睛已经出现了发育异常，也要及早进行检查和治疗。一般来说，挡住了看得清楚的眼时，孩子会闹得格外厉害。

四、怎么把视线“拉正”

如果是因为近视、远视和散光等屈光不正导致的斜视，大部分情况下，都需要先配一副合适的眼镜，矫正屈光不正的问题，防止弱视的出现。有一种情况例外，就是在儿童期发现轻中度远视的同时出现间歇性外斜视，且没有发现弱视的情况，那么就暂时还不需要通过眼镜来矫正远视。这是因为儿童在成长发育的过程中，通常都会存在一定程度上的生理性远视，这属于正常现象。随着年龄的增长，眼球会

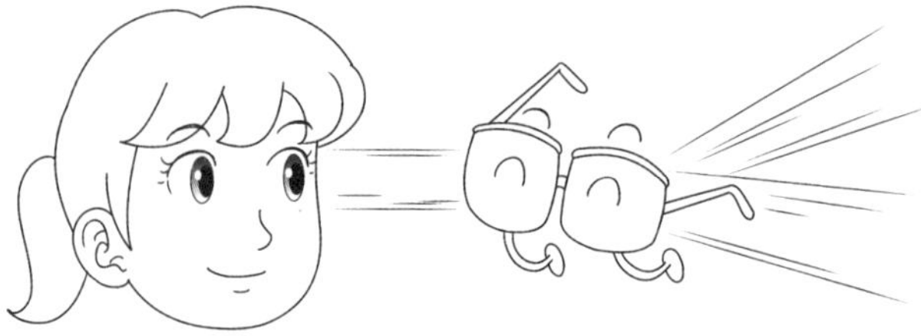

三棱镜矫正斜视

逐渐发育完善，远视的度数也会渐渐降低。所以对于这种情况，最好的方法就是定期观察，了解视力发育情况，同时可以进行一些视觉功能训练，增强眼外肌的力量和协调性。

另外，如果成年以后才发现斜视的问题，并且看东西经常有重影，也可以通过佩戴三棱镜来矫正斜视。成人患者之所以经常会看到重影，是由于眼睛位置突然出现了不正，双眼没有对准同一个目标，可能的原因是出现了急性内斜视，或者眼外肌麻痹，或者间歇性外斜视加重等情况。此时为了避免“重影”影响生活，小度数的斜视，可以通过佩戴三棱镜来矫正斜视带来的重影。这是因为三棱镜能使进入眼睛的光线发生偏折，改变光线的方向，让原本不一致的方向变得一致，就可以让眼睛接收到一致的图像，从而减少重影的症状。

除了配镜，还有一些特定类型的斜视可以通过注射肉毒杆菌毒素，进行眼外肌的麻痹，改善眼外肌的张力，从而使眼球恢复正位，改善斜视的症状。

而对于斜视导致的立体视觉障碍，也有改善的方法，就是进行视功能训练。比如，用专门的立体图卡进行训练，尝试通过观察，分辨图案的立体感。可以先从最简单的图案练起，循序渐进增加难度。也可以通过电脑动画或者专门的电脑软件来训练，比如，眼睛快速地扫

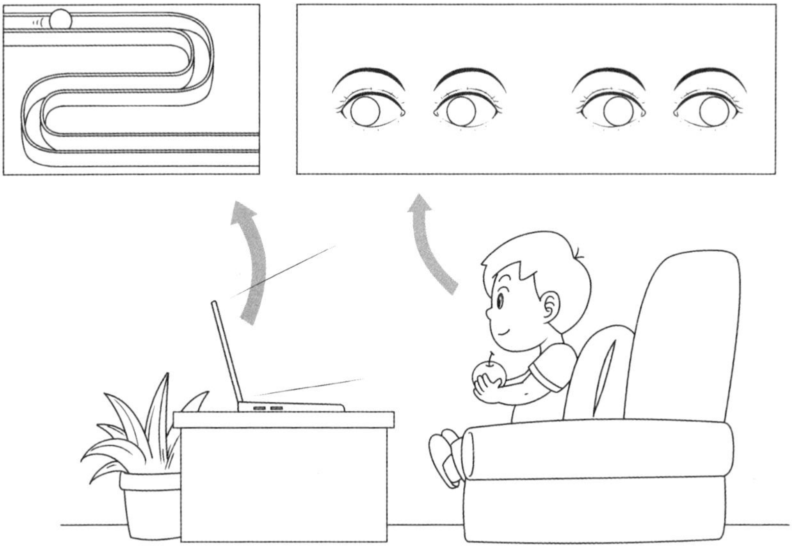

让孩子观看电脑动画，眼球跟随动画小球移动

视图案或字母，从一个图形转移到另一个图形，或者观看一个动态的动画，视线跟随运动的物体进行平滑地移动，让运动的物体一直保持在视线的中心。这些训练都可以帮助锻炼眼睛的协调性和深度感受能力。

对于儿童斜视，越早干预效果通常越好。尤其是在 6 岁之前，如果能够及时发现并进行视力矫正或视觉训练，可以帮助孩子避免出现弱视等问题。如果配镜矫正、视觉训练等方法都没能很好地矫正斜视的问题，就可以考虑进行眼肌手术来矫正眼位。然而，手术的时机应根据患者的具体情况决定，对于内斜视、有歪头的垂直斜视，要尽早手术；而对于间歇性外斜视，需要根据患儿的视功能损害的程度来决定手术的时机。所以，这就要求家长们对于孩子平时的用眼习惯、行为方式多加留意，尽早地发现斜视的问题。

五、必须让“懒惰眼”勤奋起来

我还是得不厌其烦地提醒家长们：弱视的矫正一定要在儿童期，最好在 8 岁之前进行治疗。因为如果等 12 岁眼球发育定形以后才发现弱视的问题，那再厉害的医生，也无力回天。

儿童弱视的矫正，需要先去除引起弱视的危险因素。比如，远视、近视、散光等引起的弱视，那就要先验光、配镜，矫正屈光不正。如果是斜视引起的弱视，应先通过配镜矫正屈光不正，斜视较为严重或长期未得到改善，那就先进行斜视手术，把斜视的问题解决掉。还有一些因为先天性白内障、角膜问题、上睑下垂等而弱视的患者，也都需要及时进行手术治疗，先解决弱视的根源问题。

把这些危险因素都排除以后，我们就可以进行弱视的矫正了。目前，矫正弱视传统的方法主要有三种：

第一种方法是“遮盖疗法”。还记得弱视眼也被叫做“懒惰眼”吗？遮盖疗法就是迫使这只懒惰的眼睛勤奋起来，不再懒惰。具体的做法是，把视力较好的那只眼睛遮起来，只能用弱视眼看东西，锻炼它的视觉功能。我们经常看到有的小学生戴的眼镜遮起来了一只，就是在用这个方法来矫正弱视。这个方法需要每天坚持遮盖数小时，持续几个月到几年，具体多久要根据每个孩子具体的视力状况而决定。

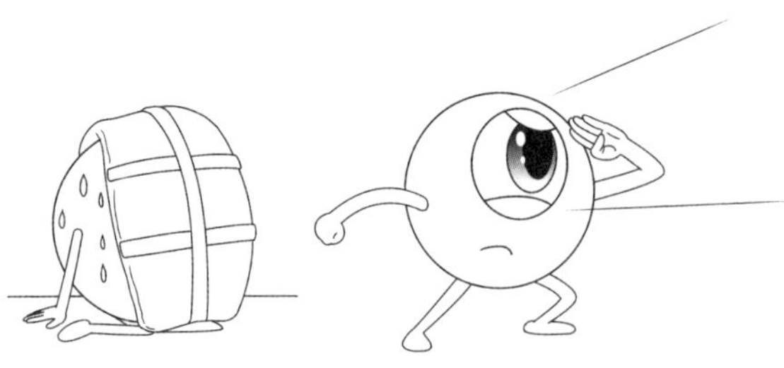

好眼睛被蒙住，另一只眼睛只能努力工作

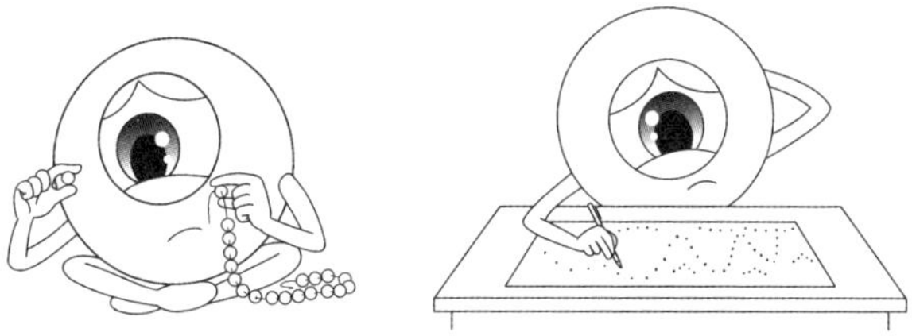

让小眼睛努力串珠、描点状图

第二种方法是精细训练。就是专门让眼睛去做一些细活儿，比如串珠子、画简笔画、描点状图等，这些活动可以增强弱视眼的视觉敏感度和分辨能力。

第三种方法是视觉刺激疗法，就是通过光刷、红光、栅格等刺激来训练眼睛，刺激视网膜的感光细胞。这种方法需要一定的专业设备，比如光刷治疗仪、红光闪烁治疗仪、栅格刺激仪等，可以在医院进行治疗，也可以购买家用的设备，按照说明书在家使用，通常每天都可以进行一次，每次只需要几分钟的时间。坚持进行这类视觉刺激训练，可以有效地改善视觉感受和注视功能，增强眼睛的视觉能力。

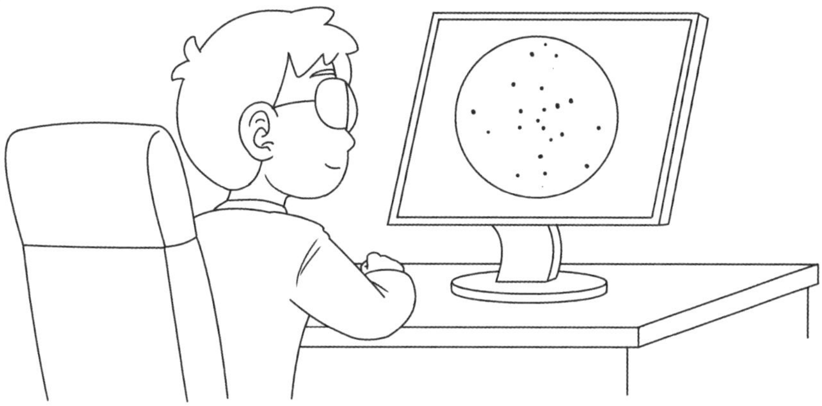

栅格刺激训练

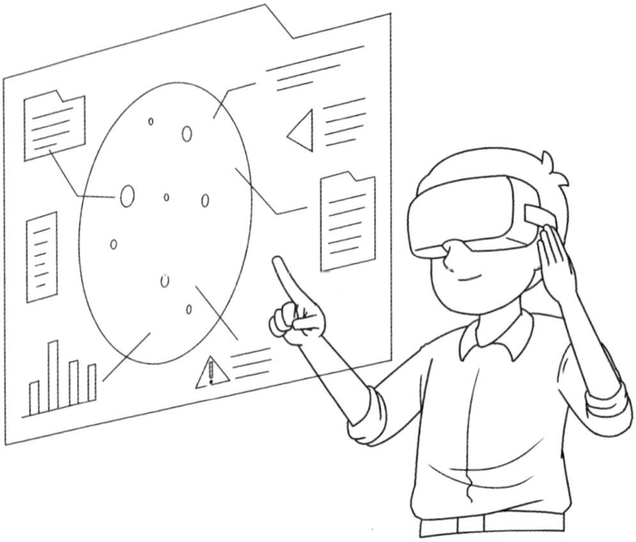

数字疗法治疗

最新的，并逐渐成为弱视治疗的主流方法之一是数字疗法，比视觉刺激更加科学有效。从 20 世纪初，数字疗法逐渐成为视觉辅助训练的重要手段。经过近 20 年的不断发展与迭代，2024 年，美国眼科学会（American Academy of Ophthalmology，AAO）发布的《弱视临床推荐指南》也正式将数字疗法纳入主流治疗方法之一。所谓数字疗法是利用计算机技术和数字设备，通过专门设计的程序和任务来刺激视觉功能，改善弱视患者的视力和视觉处理能力。优点包括将训练融入游戏，提高了体验感和互动性，患儿的治疗依从性较高；治疗灵活便捷，并且可以通过后台进行远程监控与指导，从而为每位患儿制订个性化治疗方案。

总而言之，弱视、斜视都需要尽早发现、尽早治疗。尤其是弱视，必须要在儿童期得到有效的治疗。我见过不少患者有这样、那样的视力问题或者健康问题，都是在小时候就出现了症状，但是因为当时条件有限，大家的健康意识也没那么高，就错过了最佳的治疗时机，实在是很可惜。同时，我也很欣慰地发现，现在有越来越多年轻的家长，对孩子的健康成长非常重视，不但很关注孩子平时的行为习惯，而且还很有学习精神，一直在主动地了解儿童保健知识。这类家长一般都不会忽视孩子的健康问题。一旦发现有什么不对劲儿的地方，都会及时地来医院咨询就诊，很多孩子的斜视、弱视问题早早就得到了矫正，没有影响到以后的视力发展。

为人父母，既是一种喜悦，更是一种责任。我真心希望，我们这一辈，以及以后所有的年轻人都能有这样的觉悟，多花一些精力关注孩子的视力健康问题，别让老一辈的遗憾在下一代中重演。

第四章

结膜炎和角膜炎，别傻傻分不清

一、结膜炎、角膜炎，一字之差区别大

一次，坐在我对面的患者，眼睛通红，眉头紧锁。我刚一开口问她：“眼睛怎么了？”她就急匆匆地打开了话匣子：“医生，我这眼睛又红又痒，不会是角膜炎吧！我查了一下，角膜炎还挺严重的，说是会影响视力！吓得我啥也没心情做，赶紧请假过来了。”

我认真查看了她眼睛的状况，又仔细询问了一遍她的症状，告诉她：“别担心，你这个是结膜炎，不严重的。我给你开个眼药水，过几天就好了。”

她长舒一口气：“谢谢医生，太好了！不是角膜炎就好。”

她出门之后，我忍不住琢磨：结膜炎、角膜炎，这在我们医生心里区别大了，没想到患者自己还会把它们俩搞混淆。而且，这俩病混淆了，不但会带来很多不必要的心理负担，要是用错了药，那就更麻烦了！

所以，我把这两种眼部疾病放在一起介绍，方便大家区分。

结膜炎、角膜炎，只有一字之差，但是它们俩之间可是千差万别。

首先，它们发生的位置不同。简单理解，结膜炎发生在白眼球表面的位置，而角膜炎发生在黑眼球的位置。

结膜是一层半透明的薄膜，覆盖在白眼球表面和眼睑的内侧。它是我们眼睛的一层屏障，帮我们把外面的灰尘、细菌等异物隔绝在眼球外面，保护内部不被污染。同时，它还会分泌泪液、黏液等物质，润滑眼球的表面，保持眼睛的湿润，让眼球能在眼睛里顺滑、舒适地转动。

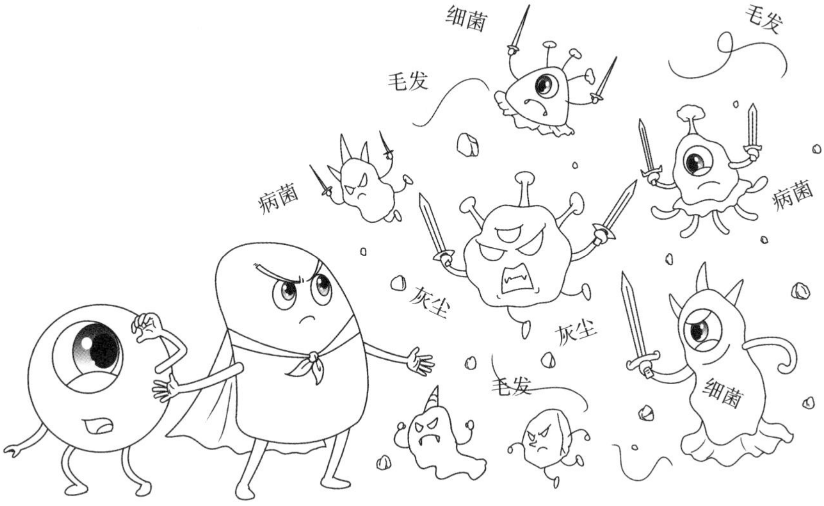

结膜像个正义使者，隔绝外来的异物

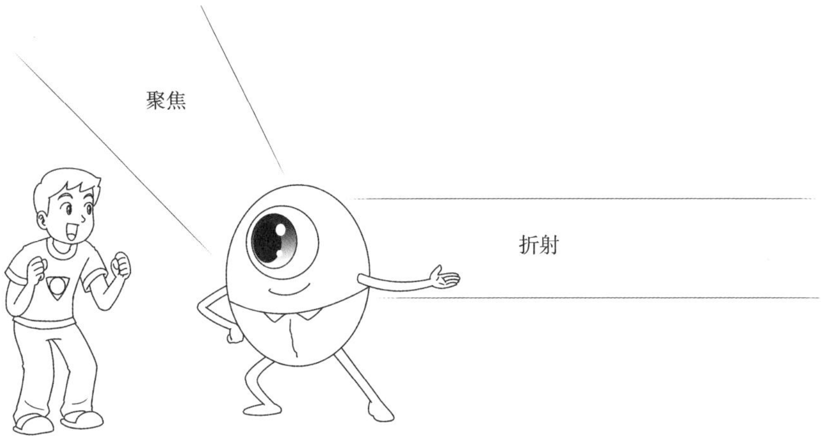

角膜展示自己的能力：折射和聚焦光线

而角膜则位于我们黑眼球前部的位置。它是透明的，没有血管，表面光滑，形状像一个凸透镜。它负责折射和聚焦进入眼睛的光线，是我们屈光介质的重要组成部分。不夸张地说，我们能看见东西，首先得依赖角膜的存在。

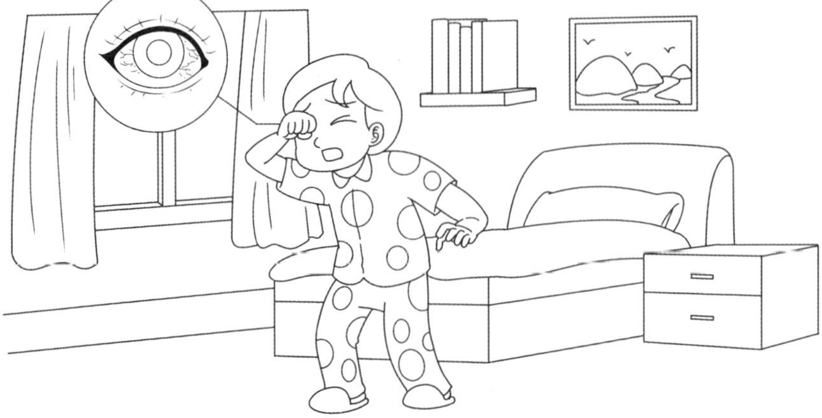

结膜炎主要表现为眼红、眼痒

简单来说，结膜和角膜是“一白一黑”，它们完全不是一回事儿。

其次，结膜炎和角膜炎的表现症状也是不同的。

结膜炎就是我们俗称的红眼病，它最典型的症状就是眼睛发红、发痒，结膜血管扩张。除此之外，还可能会眼睛有异物感、干涩感，眼睛分泌物增多或颜色异常、流泪等。

而角膜炎的典型症状，是结膜炎没有的，就是眼睛疼痛。如果发生这种情况，那就有可能是角膜炎，而不是结膜炎了，需要格外重视。除此之外，角膜炎也可能会引起畏光——一睁开眼看到光亮就感觉疼痛刺眼不适，以及睫状充血，也就是围绕着黑眼球的边缘一圈充血的症状。

结膜炎和角膜炎虽然只一字之差，但他们严重的程度可是相去甚远。结膜炎比角膜炎更为常见，角膜炎通常比结膜炎更加严重。一般情况下，过敏或者细菌感染导致的结膜炎，用对合适的眼药水，几天可能就好了，甚至在感染不严重、免疫力比较好的情况下，即使不用

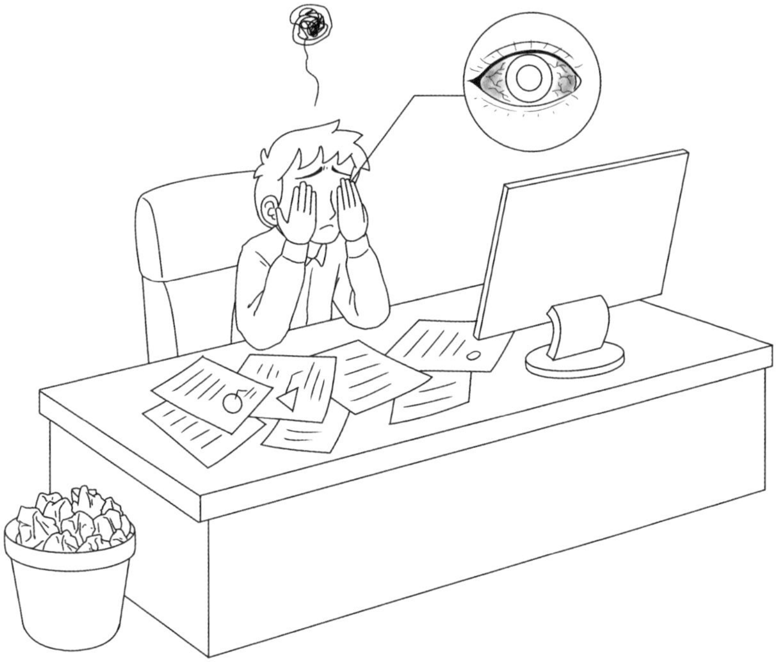

眼睛痛是角膜炎最典型的症状之一

药，好好休息一段时间也能好。但角膜炎可就不同了，如果没有得到及时、有效的治疗，可能会影响以后的视力，严重时还可能引起角膜穿孔甚至失明。

二、春天的烦恼

每到春天，我们科室就会格外忙碌。

北京的春天很美。街边巷弄的迎春花、颐和园的桃花、玉渊潭的樱花、长安街的玉兰……大家经历了漫长的冬天之后，都愿意挑个好天气，到赏花胜地去走走、逛逛。

但是，这也带来一个春天特有的烦恼：春季卡他性结膜炎。这是一种由花粉引起的过敏性结膜炎，最典型的症状就是眼睛发痒。

之前我接诊过一位患者，他的症状比较严重，只要一出门，没走几步，眼睛就会开始奇痒无比。在外边待的时间长了，眼部还会感到一种灼热感，眼泪也流个不停。而且，不光眼睛难受，连带着还引起了过敏性鼻炎，没完没了地流鼻涕、打喷嚏，不一会儿就得用掉一大包纸巾。

对于他这种情况，我给的建议就是：出门要做好防护。在春天，尤其是在花粉季，最好全副武装再出门。眼睛戴上护目镜，口鼻处戴上口罩，尽量别往公园、花园这些地方去。再配合我开给他的眼药水，大概两三周，过敏的情况就能大大缓解。

春季卡他性结膜炎是过敏性结膜炎中的一个代表。除此之外，还有很多种其他的过敏原也可能引起过敏性结膜炎，比如粉尘、动物皮毛、棉絮、香烟烟雾等，不同的患者体质不同，可能有不同的过敏原。

过敏性结膜炎有时是急性的——症状迅速出现，但是离开过敏原后就能迅速缓解；有时是慢性的，也就是症状会持续存在，这通常是由尘螨、动物毛屑这些常年存在环境中的过敏原引发的。

除了由患者自身体质导致的过敏性结膜炎，一些外部因素也会引起结膜炎。比如，不注意眼部的卫生，用不干净的手揉眼睛，导致眼睛感染了细菌等。这种结膜炎一般都是急性的，持续的时间不长，注意冷敷，用对药物治疗，很快症状就能缓解，维持用药 2 ~ 3 周后停药。

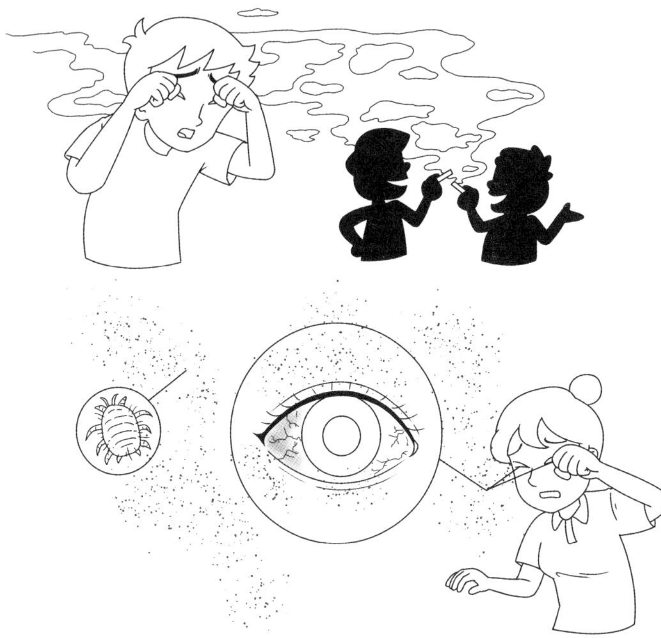

急性，因香烟烟雾诱发；慢性，因尘螨过敏引起

三、眼睛受伤，别大意

那天，我的诊室来了一位青年，脚踩球鞋，四肢修长，看起来应该是运动爱好者。

果然，接下来他告诉我的话，印证了我的猜想。他前一天出去打篮球，不小心被撞了一下眼睛，当天回去照镜子时只是看起来有点红，想着应该休息一晚就没事了。没想到第二天，眼睛更痛了，而且还有点怕光、流泪的症状，于是就赶紧来医院看看。

经过诊断，他的症状是外伤导致的角膜损伤引起的。好在伤得不重，而且来得及时，通过抗生素药物治疗，加上好好休息，一段时间就能恢复。

他的病例体现了角膜炎的一个常见引发因素：外伤。除了像他这样运动受伤的，我还见过农忙时，不小心被农作物的秸秆划到眼睛的；采摘板栗的时候，被板栗刺扎伤角膜的；干活时，被飞溅的铁屑损伤眼睛的。这些都可能导致角膜炎。

见的多了，我就要把这种风险意识宣传给户外劳动者和热爱运动的人：不论是运动，还是劳作，都应该下意识地观察周围环境有没有“亮红灯”的危险因素，如果有，可以佩戴防护面罩等，尽量采取安全的方式去做。

除了外伤，微生物感染也是引发角膜炎的常见因素。有一些近视患者，不爱戴眼镜，习惯长期佩戴隐形眼镜。如果隐形眼镜没有正确地消毒，或者药水没有按照时间更换，就容易滋生细菌、微生物，进而引起角膜炎。还有在洗澡、游泳时不摘隐形眼镜或与他人共用眼药水，这些都是很容易感染角膜炎的危险行为。

角膜炎还有一个特征，就是容易在免疫力低下的时候感染，所以免疫功能受损的人，会更有可能感染角膜炎。类风湿性关节炎、维生素 A 缺乏症等的患者，需要更加关注眼部健康。

四、结膜炎与角膜炎，防治大不同

角膜炎和结膜炎的应对方法也有差别。首先，对于结膜炎，尤其是过敏性结膜炎，预防比治疗更重要。如果已经发生过多次过敏，可以先去检测一下过敏原，这样在平时生活中就能心里有数，尽量避开容易引起过敏的环境和场所。比如，发生过春季卡他性结膜炎，那就要避免在花粉浓度高的地方待，并且在春天出门时要戴好口罩和护目镜。

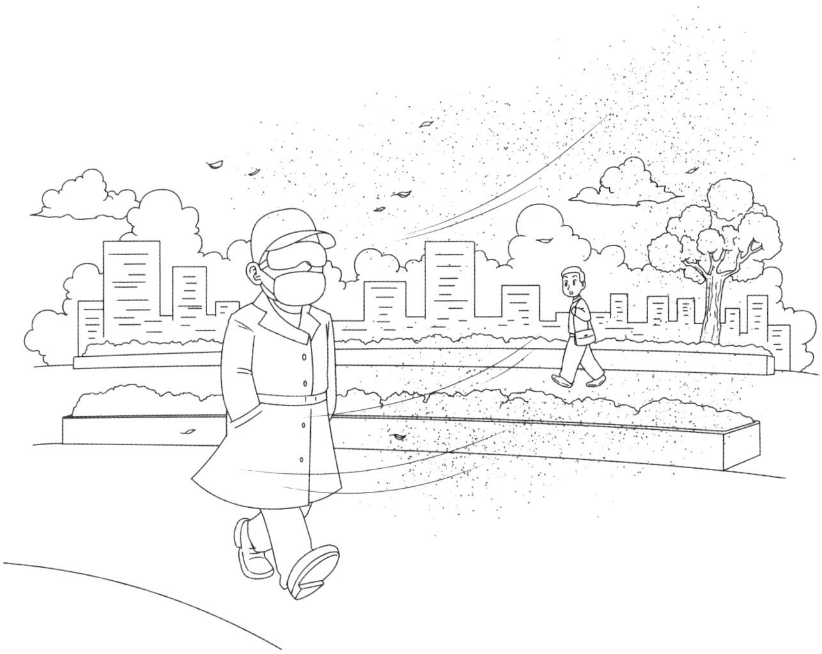

为避免过敏，一个人全副武装行走在路上

保持环境的卫生也很重要，对于眼部健康来说，很多危险因素都藏在看不见的细节里，比如空调滤芯、床单、枕套等。所以，定期清洁空调，勤打扫，勤通风，勤换床单、枕套，这些卫生工作既能够预防过敏性结膜炎，也能有效地预防病毒、细菌等引起的急性结膜炎。

另外，因为春季卡他性结膜炎有明显的季节性、时间性，我们还有一招可以提前预防：色甘酸钠滴眼液。这是一种抗过敏的滴眼液，不仅对于缓解过敏症状有效，还能够用于预防春季的过敏性结膜炎。如果你是过敏体质，春天经常会眼红、眼痒，那么可以在花粉季提前 2 ~ 3 周开始按说明书使用（一般为 2 次 / 天）这种眼药水，这样可以防止过敏性结膜炎的发生。

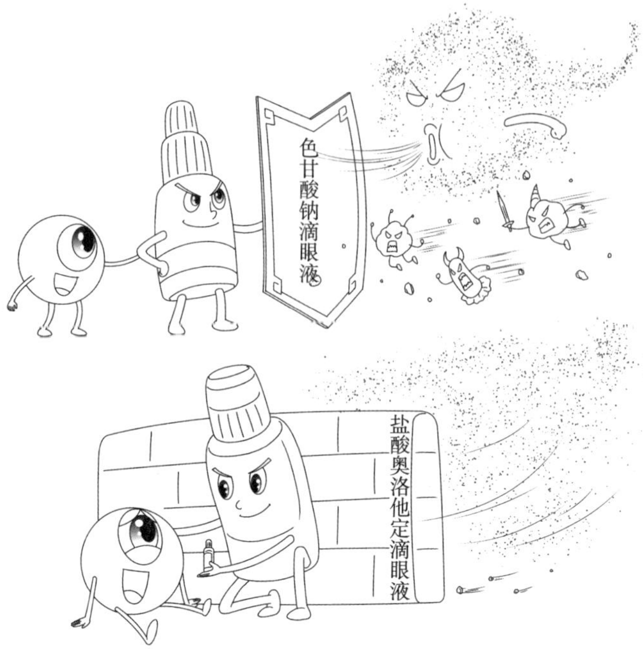

色甘酸钠滴眼液可以用来预防过敏性结膜炎，盐酸奥洛他定滴眼液只能在过敏后使用

还有另一种抗过敏的眼药水：盐酸奥洛他定滴眼液。但这种眼药水不能够用于预防，只能在已经发生过敏之后，用来改善过敏症状。

需要注意的是，这些抗过敏眼药水一般的使用周期在 2 ~ 4 周，帮助患者度过整个过敏季。如果用了两天还没好，有可能要调药，需要去医院看看，千万不能把这些药水当作人工泪液似的长期使用，没事想起来就滴一滴。

另外，很多过敏性结膜炎还会引发连锁反应，连带着发生打喷嚏、流鼻涕等鼻炎症状，这种情况也可以服用氯雷他定来缓解。

在用药之外，我还教大家一个小妙招，在过敏性结膜炎奇痒难耐的时候，可以有效地缓解不适感：用毛巾蘸冷水，冷敷眼睛 5 ~ 10 分钟，这样做可以起到收缩血管，止痒祛红的作用。

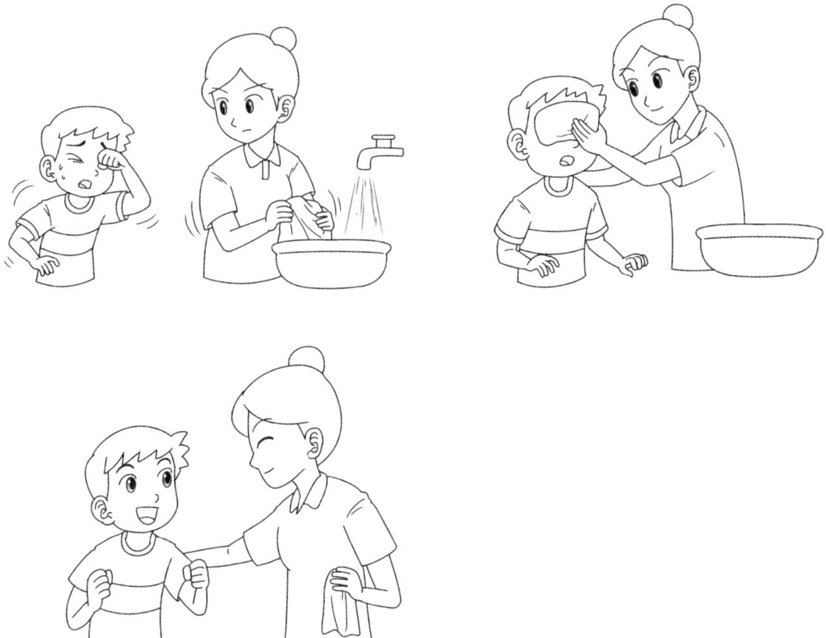

用毛巾蘸冷水，冷敷眼睛可缓解不适感

除隔离过敏原、合理用药、注意防护和卫生以外，过敏患者在过敏期间的饮食也有讲究，要尽量避免喝酒，少吃海鲜、牛羊肉以及辛辣刺激的食物，因为这些食物可能会引发炎症或者加重过敏反应。在过敏期间，最好以清淡饮食为主，多吃富含维生素和矿物质的食物，比如新鲜水果、蔬菜等。

而对于角膜炎，我们能做的预防方式主要就是注意用眼卫生。特别是戴隐形眼镜的朋友们，一定不要忽视隐形眼镜的按时清洁、换药水。如果做不到每天清洁，最好还是换框架眼镜或者日抛型隐形眼镜，这样会卫生很多。平时使用隐形眼镜的习惯也要注意，不要戴着它洗澡、游泳，也不要过长时间佩戴。

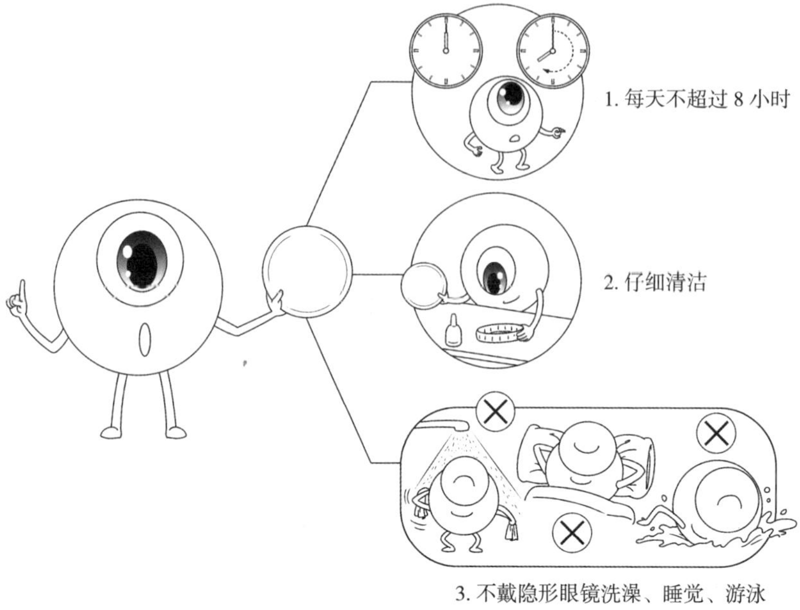

使用隐形眼镜注意事项

角膜炎的治疗方式通常有药物治疗和手术治疗两种，视病情发展的严重情况而定。大部分情况下，角膜炎还没有发展得很严重，是可以通过眼药水治疗的。不过，治疗角膜炎的眼药水可不能自己随意去药店买，因为引发角膜炎的可能是病毒，也可能是细菌，还有可能是真菌、机械性损伤等。对于不同原因引起的角膜炎，我们得对症下药。所以，不建议大家凭感觉或者“经验”自行去药店购买，而是要先去医院诊断角膜炎发生的具体原因。

对于细菌性角膜炎，需要使用氧氟沙星滴眼液或者妥布霉素滴眼液；对于病毒性角膜炎，需要使用阿昔洛韦滴眼液或者更昔洛韦滴眼液；而对于真菌性角膜炎，则可能用到那他霉素滴眼液或者两性霉素B 滴眼液等。每一种角膜炎又要细分是由哪一类细菌、哪一类病毒引

自行购买眼药水需谨慎

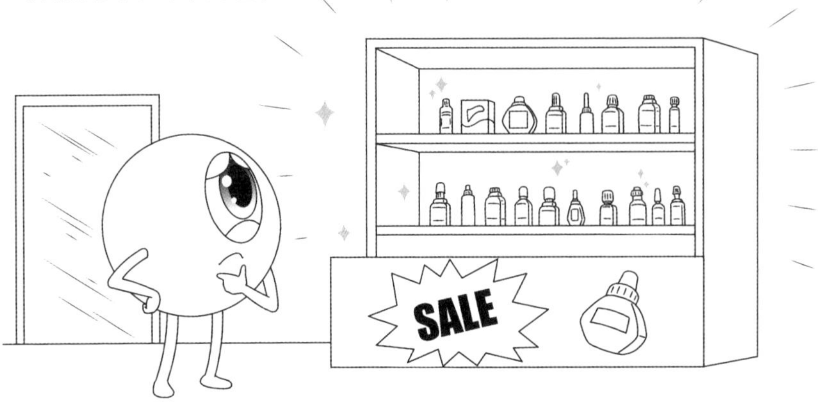

起的。如果在没有确诊具体病因的情况下，自己去药店买了不对症的眼药水，反而会耽误病情。角膜炎的严重性要比结膜炎高多了，如果没有得到妥善的治疗，耽误下去，是可能引发角膜穿孔，甚至有失明等严重后果的！

如果角膜炎长期未愈，一旦引发角膜穿孔，那就非常严重了，眼睛里的内容物直接与外界环境相通，不仅会引起剧烈的疼痛，流泪，还可能引发眼内感染、眼压下降、眼球萎缩等并发症，最终有可能导致失明。

一旦发生了角膜穿孔或者溃烂，仅靠药物治疗就不管事了，有可能需要紧急缝合穿孔部位，甚至需要进行板层或全层角膜移植术，也就是将病变的角膜部分或全部切除，再根据穿孔的大小和位置，把健康的异体捐赠角膜组织缝合上去，与患者的角膜固定在一起。

虽然与结膜炎只有一字之差，但是角膜炎的严重程度要高得多。如果眼睛发红的同时，还有疼痛的感觉，怀疑是角膜炎，那就一定要及时去医院诊断、治疗，千万不要觉得自己随便买一瓶眼药水滴一滴，或者休息一下就行了。

古语有云：术业有专攻。在医生眼中，一些在普通人看来名称相近的疾病，实则可能是严重程度相差甚远的两种病症。所以，我经常反复提醒大家，专业问题要咨询专业人士，不要总是“搜索引擎治病”。当然，我也会反过来提醒自己，对于自己不擅长的领域，也得虚心求教，避免一知半解。

第五章

和干眼症说拜拜

一、干眼症，为什么变年轻了

“陶医生，我的眼睛经常感觉干干的，你说是不是上班对着电脑的时间太长了，现在我看屏幕五分钟，眼睛就觉得累得不行了。”

说话的是刚走进诊室的小张，年纪才三十出头。我抬头一看，她眼睛里红红的，神态也有点疲惫，估计前一天睡得不早。

“是不是早上起床的时候眼睛干得更厉害？”我心中已经猜得八九不离十了。

小张点头如捣蒜：“对对对，有的时候感觉眼睛睁都睁不开，好像眼皮被粘住了似的，特别难受。”

小张这是干眼症的典型症状：眼睛干涩、易疲劳、早晨起床睁眼困难。除了这些，有些患者还会有眼睛发痒、有异物感、怕光等表现。更有甚者，反馈早上刚起床的时候，眼皮就像是被夹子夹住、被胶水粘住了一样，极难睁开。

在过去，我们眼科医生看到的大部分干眼症患者，都是上了年纪的人。但这两年我发现，干眼症年轻化的趋势越来越明显，时不时就能碰到像小张这样二三十岁的年轻人，跟我抱怨眼睛难受，出现上面这些症状。

仔细一问，十个有八个都有熬夜的习惯。现在年轻人工作节奏快，上了一天班回家之后，好不容易有点自己的时间，总觉得就这么早早上床睡觉，就没有自己的生活了，心有不甘，于是怀着一种报复的心理熬夜，哪怕没什么必须要做的事情，也非得熬到凌晨才睡。而且，大半夜能做的，往往还都是特别费眼的事，要么刷手机，要么打游戏。更要命的是，很多人的习惯都是关了灯，趴在床上摸黑玩，这对眼睛伤害更大。

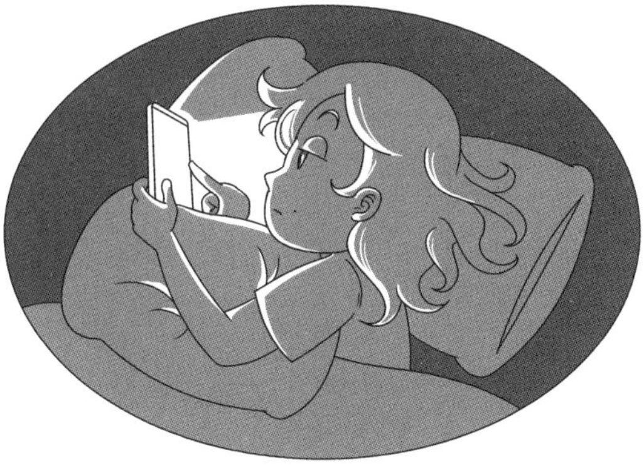

在黑暗的环境下看手机，
对眼睛伤害很大

年轻人的这种心情我可以理解，但这习惯可是糟糕透顶的。

我们的眼睛，和人体其他部位一样，是有昼夜节律的。

人在上了一天班以后，需要好好休息、恢复精力，否则第二天工作时，可能会反应慢、效率低，适应不了工作。眼睛也一样，在工作一天之后，它们也需要充分的休息，否则一样会“罢工”。

白天，眼睛忙着看电脑、看手机、看黑板、看书，大部分时间都是睁着的，眼里的水分也在持续地蒸发。为了不变得干涩难忍，眼睛会通过眨眼这个动作，让泪液均匀地分布到眼球的表面，补充蒸发掉的泪液。而当我们集中精神看屏幕、看书的时候，眨眼的次数就会不自觉地变少，眼睛暴露在空气中的时间也会变长，泪液挥发得就会相对快一些。为了不让我们的眼睛太干，白天泪腺不停地在工作，保持眼球表面的湿润。

到了晚上该睡觉的时候，眼睛就会自动减少泪液的分泌，进入休息模式。睡觉时我们的眼皮一合上，眼睛表面就不再持续蒸发泪液了，如果这时候泪腺还不停地分泌泪液，我们岂不是都要在睡梦中以泪洗面了？

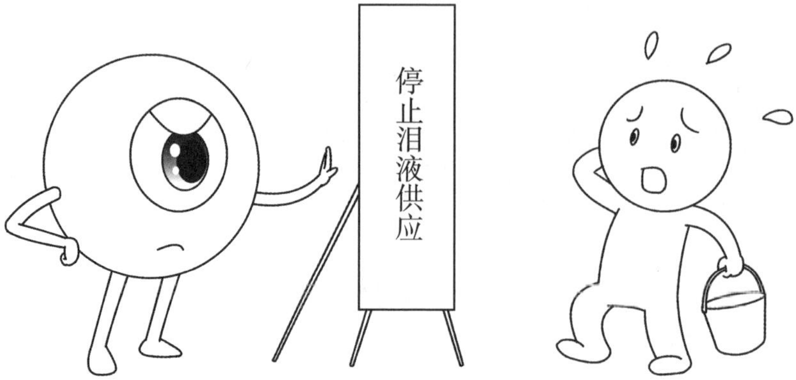

晚上，眼睛会停止分泌泪液

所以，眼睛的泪腺、副泪腺，和我们一样，都有上班和下班的时间。白天，它们勤勤恳恳地工作，为我们滋润眼睛，让我们能够专注地学习和工作。而晚上，它们也要按时“打卡下班”。眼皮儿一合，就是它们“停止营业”的告示牌。

很多年轻人经常熬夜，睡眠时间不够，早上起床时，人是起来了，但是眼睛还没醒，还处于晚上的节律中，也就是几乎不分泌泪液，眼睛当然就会觉得干干的，甚至睁眼都困难。

在年轻人里面，有一个群体特别容易受到干眼症的困扰，那就是程序员。他们白天要聚精会神地盯着一行行代码，眨眼的次数本来就比别人少，更容易眼干，再加上他们还经常加班熬夜，普遍作息都不太好，可以说是“加倍打击”了。

这些年轻人大部分都能意识到长期盯着电子屏幕的危害，却不知道作息紊乱也是导致干眼症的一大原因。为了让他们明白这一点，有时候我会问他们，你讨厌加班不？其实不仅你不喜欢加班，你的眼睛也是如此！所以，咱们就将心比心，让眼睛也能按时下班。

二、干眼症不仅是缺水，更是缺“油”

前面说了，在过去，干眼症患者主要是上了年纪的人，是因为这种疾病和身体的衰老密切相关。

随着年纪增长，人的身体机能在老化，体内的激素水平也会有一些变化，例如女性的雌激素水平。相应地，眼睛的泪腺、睑板腺等腺体的功能也会逐渐下降，这就会影响泪液的质量和数量。而且，年纪大了，眼睑肌肉的功能也会减弱，这也会影响泪液的分布和保留。一般来说，过了四十岁，患干眼症的概率会显著增加。

有个患者好奇地问：“你说泪液的数量减少我可以理解，就是眼睛里水分少了呗！那泪液的质量又是什么意思呢？”

我相信有很多朋友，都像他一样单纯地认为，干眼症就是眼睛里面的水分少了。其实这样理解并不准确。

要想把这里头的道理弄明白，得先了解泪膜的构成。

泪膜自内向外分为三层，分别是黏蛋白层、水液层和脂质层。

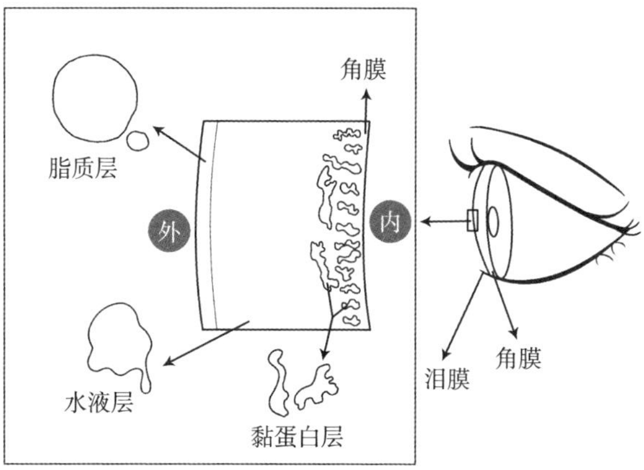

泪膜构成示意图

泪膜是在我们眼睛表面的一层薄薄的、透明的液体膜。它覆盖在眼球的角膜和结膜上，一方面能保持眼睛的湿润，另一方面，还能保护眼睛不受外界的刺激和微生物的侵害，为角膜提供必要的营养物质。

泪膜的结构像个三明治，从内到外由黏蛋白层、水液层和脂质层组成。

我们一般理解的眼睛里的“水分”，其实是中间的水液层，这部分是泪膜的主体。

但是，水液的流动性是很强的，怎么能在眼睛里停留住，起到润滑的作用呢?

这就要靠最里面的黏蛋白层了。黏蛋白层紧贴着角膜和结膜上皮的表面，它凝胶状的结构能够像黏合剂一样，一面吸附着水液层的水分，另一面滋润着角膜结膜。有了它的黏合，眼睛里的水分才能有效地润滑和湿润眼球表面。

而在最外面，还有一层脂质层。就像我们给手机、镜头贴膜，防止损耗一样，脂质层就像泪膜表面的保护膜，能够防止水液层的水分与外界空气接触，从而减少蒸发，防止泪液的损耗。

泪膜的这三层，不论哪一层减少，都会让眼睛觉得干干的。这三层的完整，是泪液质量保证的基石。如果最内层的黏蛋白层减少，那就没有办法很好地吸附水分，起不到均匀保湿润滑的作用。如果最外层的脂质层减少，那就不能很好地锁住泪膜中的水分，很容易就会觉得眼干。

实际上，很多的干眼症都不是因为缺水，而是因为缺油，也就是泪膜最外层的脂质层减少，甚至消失了。想一想，冬天手上的皮肤干燥，如果去水龙头那里多洗手，只会更干，甚至皲裂。关键是要抹护手霜。

这也是为什么，很多年轻人觉得眼睛干，就随身带一瓶网红眼药水，想起来了就点一点，最后发现好像没什么作用。点眼药水的那一瞬间还挺舒服的，但很快蒸发以后，立刻打回原形，又回到了干干的状态。因为导致他们眼干的原因并不是水液层缺少，而是脂质层的油脂不够。

三、干眼症的元凶：睑板腺功能障碍

泪膜中的脂质层如此重要，而它背后的大功臣，就是睑板腺。

睑板腺位于眼睑内部，靠近边缘的地方，它的主要功能就是分泌眼泪中的脂质。睑板腺分泌的油脂是天然的“护眼霜”。所以，当睑板腺功能出现障碍，脂质的分泌量变少了，泪膜脂质层的质量就会变差。紧接着，眼睛就会觉得干涩、不舒服。

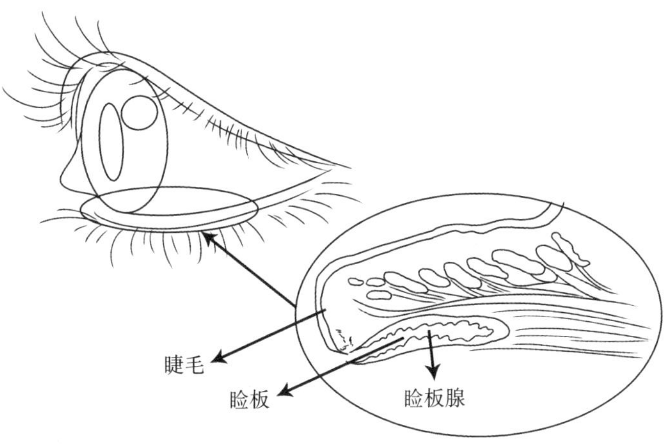

睑板腺形态示意图

这就是最常见的干眼症的病因——睑板腺功能障碍。

在正常情况下，睑板腺分泌的液体是清清亮亮的，在我们每次眨眼的一瞬间，就能分布到眼睛的表面。就像我们小时候写作文，总会描写小朋友“水汪汪的大眼睛”，其实这就是眼睛年轻、健康的标志。

但是睑板腺功能障碍的患者，睑板腺的分泌物会变得稠稠的、黏黏的，甚至成了半固态的牙膏状。这样的分泌物就容易堵塞在睑板腺位于睫毛根部的开口处，形成一颗一颗的脂栓，让脂质没办法正常地分泌出来。

之前有个病人问我，陶医生，我都得了干眼症了，不就说明我眼睛里的水分不够吗？那为什么我的眼睛还爱流泪呢？这不是很矛盾吗？

这个问题很有意思，说明这个病人还挺有批判性思维的，上学时，估计也没少给老师提难题。

其实这个问题，了解了干眼症的真正病因就很容易明白。因为这个病人就是“缺油型”干眼症，泪腺分泌的眼泪并不少，只是脂质层太薄，眼泪都蒸发了，留不住。

人体自身有调节功能，一旦眼睛感觉干燥，就会刺激泪腺分泌更多的眼泪。但是缺少脂质层的保护，泪水在眼表待的时间还是很短，眼睛一直觉得很干，泪腺就会更努力地工作，分泌更多的眼泪，眼睛都盛不下了，多余的泪液就会从眼眶溢出，这就是部分干眼症总泪流满面的原因。

干眼症还有个常见的表现，就是怕光，这与脂质层功能异常相关。因为脂质层这个保护膜受损了，眼睛表面也就会更容易受到光线的刺激。哪怕是我们普通人觉得正常柔和的光线，在严重干眼症患者看来，可能也会有“亮瞎眼”的感觉。

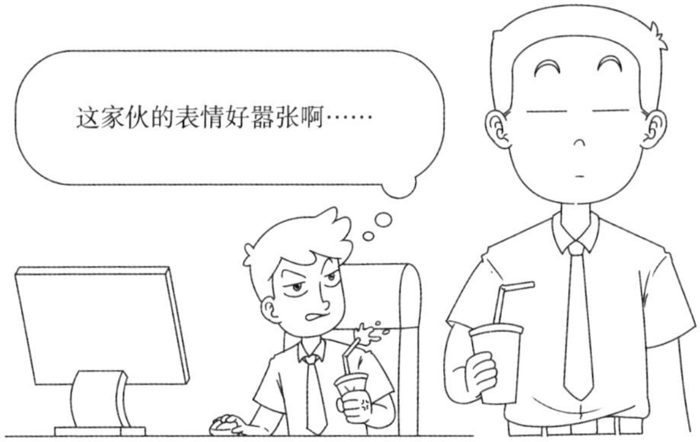

眼睛因眼干
眯成两条缝

我见过最严重的患者，推门进来时，眼睛都眯成了两条缝。其实当时我的诊室里也不过是普通的室内光线而已。很难想象他平时工作生活的时候，一直都是这个动作，人家会不会隐隐地感觉他瞧不起人咧……

所以，如果大家平时有眼干的感觉，在症状恶化之前，一定要回想一下自己的生活习惯，合理用眼，好好休息，及时就医。

四、干眼症，别怕去医院

看到这里，应该有读者会好奇，如果自己经常眼睛不舒服，但不确定是不是干眼症，到了医院之后，医生会用什么样的方法来判断是不是干眼症，又怎样确定干眼症形成的原因呢?

眼科检查对于很多朋友来说是比较陌生的。虽说体检年年都做，但检查眼睛的项目还真的不多。有的患者会跟我说，早就想来看看了，但是不知道检查眼睛是怎么一回事，要么怕麻烦，要么怕痛，纠结了好久才来。

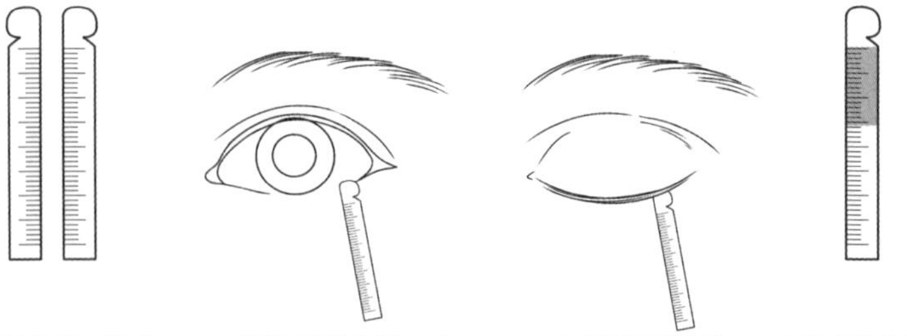

泪液测试过程示意图

未知就会恐惧，这可能刻在人类的 DNA 里吧！所以，我在这里介绍几种常见的检查和治疗的手段，大家了解之后就会发现，原来看眼睛也没那么吓人，也就不用害怕来眼科了。

医院有一个检查泪液分泌量的小测试，可以判断有没有干眼症。做这个测试的时候，医生会翻开你的眼皮，在里面放上一张小纸条，闭眼等 5 分钟之后再拿出来。通过观察这张纸条被浸湿的长度，就可以判断眼泪分泌的量是不是在正常范围内。

还有一个方法，可以观察泪膜的质量。患者只需要眨一下眼睛，然后保持眼睛睁开的状态，医生会先用荧光素染色，裂隙灯钴蓝光下记录泪膜破裂的时间，看多久会出现第一个干燥斑。这个原理就好像我们在太阳底下晒抹布，它不可能是一瞬间干透的，而是总有一小块先变干。这第一个干燥斑出现的时间越早，就说明泪膜的质量越差。如果 10 秒钟之内就出现干燥斑了，那就可以诊断是干眼症了。

另外，还有两个更高科技的方法：一个是睑板腺成像，这个方法能直接观察睑板腺的形态，看看它有没有萎缩、萎缩到什么程度了，来确定需要怎样的治疗方案；另一个是检测泪液中的基质金属蛋白

酶 -9（matrix metalloproteinase-9，MMP-9），这是一种炎症相关的细胞因子，是干眼症的特异生物标志物，如果检测阳性，说明是干眼症。

如果在医院检查出了干眼症，我们有三种常见的治疗手段：

第一种最简单，就是滴眼药水。程度比较轻的干眼症，医生可能会先开点保湿润滑型的眼药水，帮助患者缓解平时的不适。当然，比起这个，更重要的是要及时改变用眼方式，不让干眼症继续恶化。

轻度干眼症患者一般会使用黏稠度比较低的人工泪液，比如 0.1% 的玻璃酸钠滴眼液，0.5% 的羟丙基纤维素钠滴眼液等等。虽然它们名字叫“人工泪液”，听着挺无害的，但这可不等于我们可以敞开了随便滴。我的建议是一天最好不要滴超过六次，如果用得太多了，可能会稀释正常的泪膜，反而会加重症状，还有可能会产生依赖。天然的泪液里有各种离子、蛋白质、溶菌酶和其他生物活性物质，但是人工泪液中缺乏这些物质，所以过量使用是没有益处的。

眼药水的挑选也有讲究。干眼症患者的眼睛比较脆弱，最好能选用不含防腐剂的眼药水。在选购的时候，可以看看有没有文字说明。一般来说，单剂量独立包装（如小支装、一次性使用装）的眼药水多为不含防腐剂的。每天使用一支。

除了眼药水，医院还有两种治疗手段：睑板腺按摩和脉冲光治疗法。这两种方法可以用来治疗睑板腺功能障碍引起的干眼症。

睑板腺按摩是通过物理的按压动作，疏通堆积在睑板腺开口的油脂，让睑板腺能够恢复正常的工作。别看它的名字里有“按摩”，就把它想成是精油 Spa 似的享受。其实这个过程要挤压上下眼睑，还是有点痛的。所以在睑板腺按摩前，还需要给眼睛滴上麻醉药。等麻药开始起作用了，医生就会翻开你的上下眼皮，拿出一个小镊子，像挤

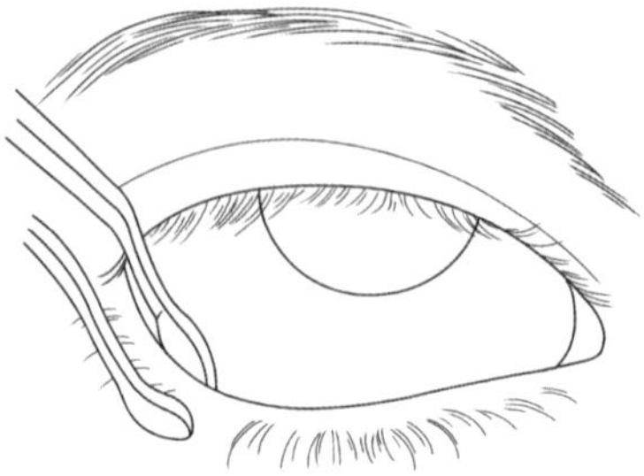

睑板腺按摩

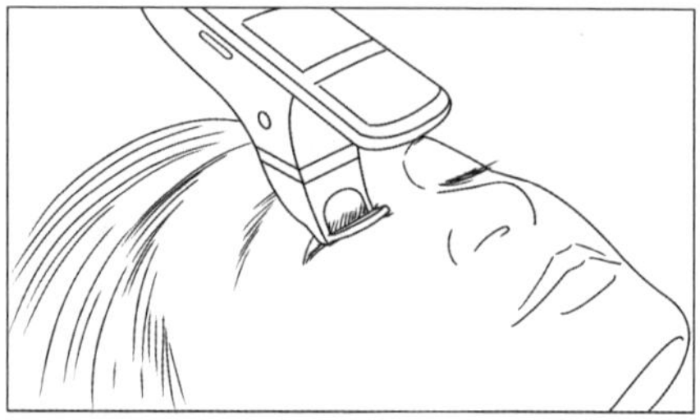

脉冲光疗法

睑板腺按摩和脉冲光疗法示意图

黑头一样，把堆积的睑脂给排出去。

脉冲光疗法是利用光热效应，对睑板腺进行加热，从而液化睑脂，把睑板腺的分泌物疏通和排泄出去。同时，脉冲光还有消炎、杀螨、封闭新生血管的效果，可以说是一举多得。

五、干眼症的居家疗法和日常保养

有些上班族朋友，高强度用眼是常态，就算去做了睑板腺按摩或者脉冲光治疗，症状缓解了一段时间，过段时间又会觉得眼睛难受了。所以，除在医院进行的治疗以外，我再给大家推荐两种简单有效的居家治疗方法，平时可以自己在家里做。

第一种居家治疗方法是睑缘清洁。通俗点理解，就是洗眼皮边儿，减少睑脂堆积和细菌滋生。尤其是经常化妆的人士，如果平时清洁不到位，睫毛根部很容易有油脂和化妆品残留堆积，进而引起睑板腺功能障碍，还有可能会滋生细菌，引起炎症。

在家里进行睑缘清洁时，可以使用成分温和的婴儿沐浴露或者是

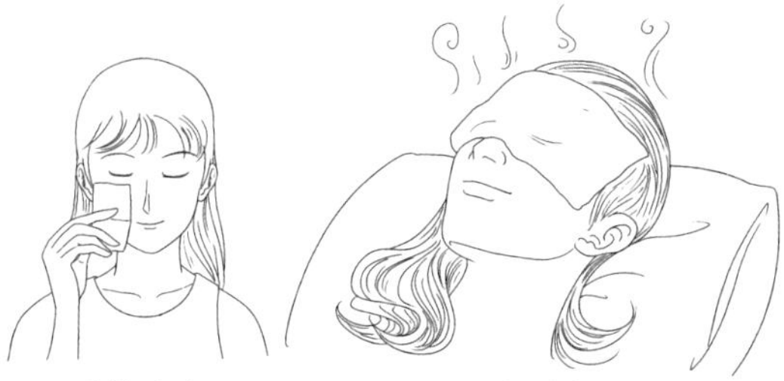

睑缘清洁　　局部热敷

患者用热毛巾做热敷示意图

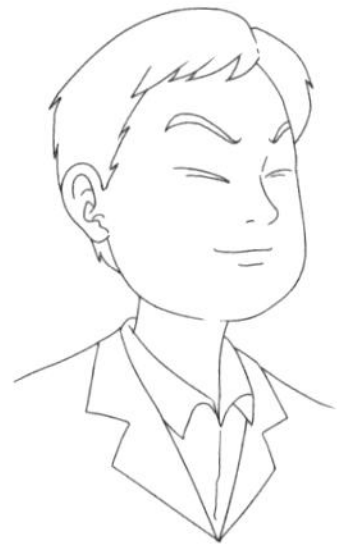

多挤眼，可以促进睑板腺分泌油脂

专业的眼部清洁湿巾。当然，除了定期专门的洗眼皮儿，每天早晚的洗脸也要认真对待，平时用的毛巾要勤洗，化了妆要进行彻底的卸妆，这些都有助于维持眼部的清洁健康。

第二种居家治疗方法是局部热敷。与在医院通过脉冲光加热类似，在家里可以用温热的毛巾或者蒸汽眼罩来热敷眼睛，每次 5 ~ 10 分钟，同样可以起到软化睑脂的作用，还能促进眼部的血液循环，改善睑板腺的分泌功能。我的一些同事会用保温杯盛热水，用冒出来的蒸汽熏眼睛，也很舒服。不过使用这种方法要注意，热蒸汽可是很烫的，熏眼时一定要离远一点，不要烫伤自己。

除了睑缘清洁和热敷这两种居家疗法，日常的护眼习惯也很重要。针对干眼症的患者，我推荐以下五条日常保养法：

第一条，避免“目不转睛”，多多“挤眉弄眼”。长时间开车、读书、看电脑时，我们眨眼次数会变得很少，眼睛很容易干涩、疲劳。所以，进行这些高强度用眼活动时，最好每二十分钟就放松一下眼睛，看看远处、转转眼球、眨眨眼。建议大家多多挤眼，有意识地、用力地连续挤十几次，这个小动作可以促进睑板腺分泌油脂，减少泪液的蒸发。

第二条，做眼保健操。上学的时候，学校里都会有固定的时间，要求大家做眼保健操。其实，我们这些早已走出校园的“老人”更加需要做眼保健操。上班族可以给自己定任务，每天见缝插针地做眼保健操，促进眼部的血液循环、放松眼部肌肉，这对缓解视疲劳、预防干眼症也很有用。

第三条，补充眼睛喜欢的营养物质，比如脂肪酸、叶黄素、维生素 A、维生素 C 和维生素 B_6 等。平时的饮食中可以多吃富含这些物质的食物，比如胡萝卜、南瓜、菠菜、鱼肉等。

第四条，调整电脑显示器的位置和角度。大家有没有这种感觉：看电影的时候，如果坐的位置特别靠前，一场电影下来，不光脖子特别酸，眼睛还会觉得又干又累。这是因为在仰视的时候，眼睛也会用力睁大，眼表在空气中暴露得更多，眼睛里的泪液也就蒸发得更快。所以，如果工作中经常使用电脑，可以把显示屏的位置调整到一个合适的角度，让眼睛看屏幕时略呈俯视的角度，这一招也能缓解眼部干涩的情况。

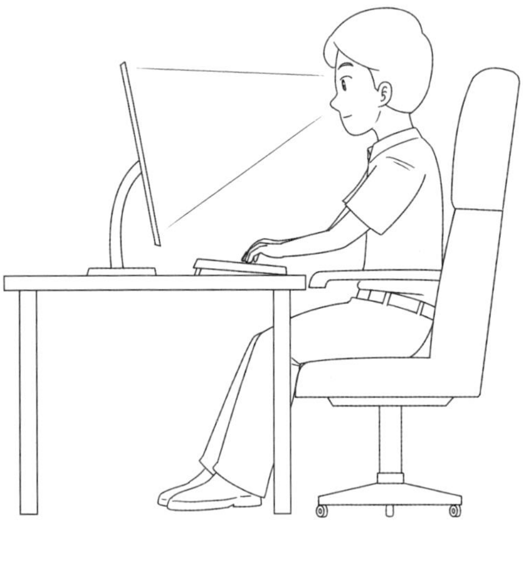

眼睛看屏幕时应俯视 10 度左右

第五条，戴框架眼镜。很多近视的朋友同时也有干眼症，问我能不能戴隐形眼镜。我建议最好不要长时间地佩戴。隐形眼镜戴久了，也会加剧局部炎症刺激，影响泪液质量，让眼睛更干、更难受。另外，风大的天气容易眼干，也可以通过佩戴框架眼镜或者专门的护目镜起到保护眼睛的作用。

这些年接诊的干眼症患者越来越多，而且越来越年轻，不禁让我有个感慨：都说医生是一个经验型的职业，做得越久越能得心应手，但在外部环境和生活方式不断变化的今天，医生又何尝不是一个一直面对变化和挑战的职业呢？就拿干眼症来说，它看似很常见、很普通，一点儿也算不上是什么疑难杂症，但它也在变化：原本是伴随年龄增长而来的一种老年病，现在则变成了生活方式病。我们医生也得结合年轻患者的生活和工作习惯，给他们提出具有针对性的建议和方法。

不过，不论什么方法，在我心里，都比不上一个健康的生活习惯重要。我白天可以 12 个小时马不停蹄地连轴转，但晚上无论如何，还是要十一点钟准时上床睡觉，这样才能形成一个良性的作息循环。有朋友开玩笑说：“陶医生，你还没上年纪呢，就开始养生啦？”我想，在这方面，我宁愿做个有点“古板”的保守者，也不愿用自己的身体去打赌，和我们人类千百年进化而来的生物节律对着干。

第六章

高度近视，不要抢救要自救

一、诚惶诚恐的高度近视者

“哎，我这个眼睛啊，眼镜一摘就是半瞎！”

我经常从高度近视的患者口中听到这句话。据我观察，有些朋友呢，开玩笑就过去了。可也有很多朋友，是真心地焦虑，经常担心这个高度近视会不会进一步加重、会不会引起其他眼部疾病。

其实，高度近视只是一个笼统的名称。一般我们把近视的度数大于等于 600 度，或者眼睛的眼轴长明显延长、超过了 26 毫米的情况（1 毫米眼球轴长大约对应 300 度近视），叫作高度近视。但不同的高度近视者之间，眼睛内部的健康情况有可能是天差地别。

我们可以把高度近视分为单纯性高度近视和病理性高度近视两种。它们之间最明显的区分方式，就是看成年以后近视有没有持续发展、度数会不会一直增加。听名字就知道，病理性高度近视是比较麻烦的。如果高度近视的成年人的度数还在不断增长，那很有可能就属于病理性高度近视。反之，如果度数基本稳定，那就应该是单纯性高度近视。

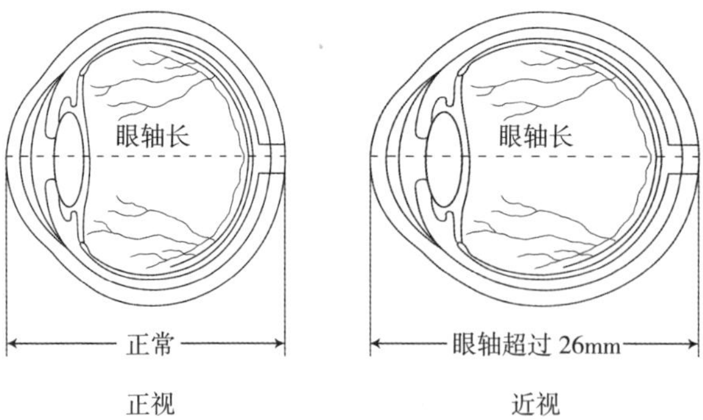

眼轴超过 26mm 则是高度近视

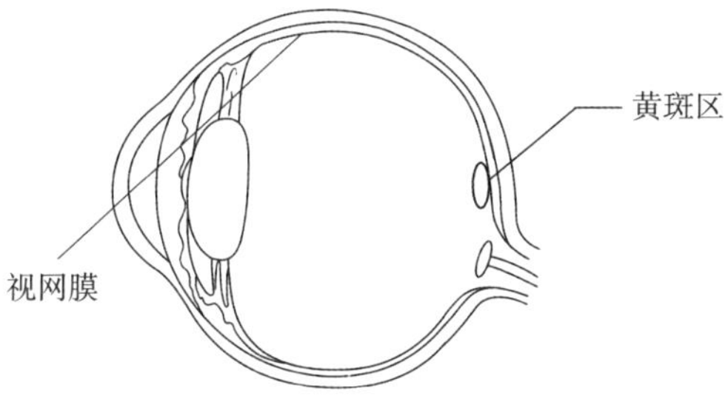

眼球视网膜和黄斑区示意图

当然，这只是我们自行判断的一个简易方式。病理性近视核心的判断标准，是眼底发生了病理性改变。尤其是黄斑区，这是我们视网膜组织中的最重要的区域，负责我们眼睛的中心视力的形成。所以，病理性近视可能导致的黄斑劈裂、黄斑裂孔、黄斑牵引、黄斑变性等，都非常危险，相当于在“眼底的心脏”上插了一把尖刀。病理性近视也很有可能会进一步增加视网膜脱离、核性白内障、青光眼等眼部疾病的发生风险，甚至致盲。

所以，如果大家发现自己已经离开校园多年，近视度数却像上学那会儿似的，噌噌上涨，或者眼睛里突然有黑影儿，看什么都费劲，那就要赶快去做眼底检查，确定一下自己是不是病理性近视。

我见过一个高度近视的患者，因为视力情况持续变差，来到医院检查，拍了片子才发现是黄斑裂孔导致的视网膜脱离。

这是怎么发生的呢?

因为高度近视意味着眼轴变长，相当于眼球比普通人的眼球变大了。大家可以把眼球想象成一个充了气的气球，气球的皮就是包裹着眼球的视网膜，气球越吹越大，皮就被撑得越来越薄。而且，皮延展的速度跟不上气球膨胀的速度，就在黄斑这个位置破了孔。如果长时间没有干预，恶化下去，就会导致视网膜脱离。

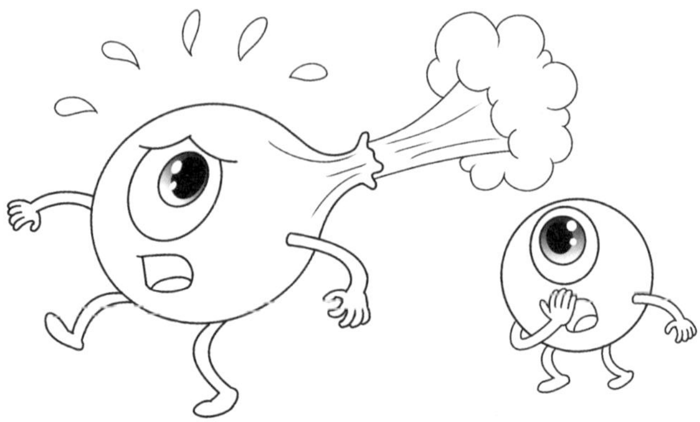

眼球像气球一样持续膨胀，造成黄斑破孔

有人会问，我曾经是高度近视，但是已经做过近视手术，视力也回到了正常水平，也会发生这种情况吗？

很遗憾，答案是肯定的。因为近视手术只解决看不清的问题。它的原理是将角膜削薄，让物像能够重新正确地呈现在视网膜上。但是视网膜本身已经因为眼球变大而变薄了，这是不可逆的。所以，高度近视做过手术的人，同样有发生眼底病变的可能性。

说回这位患者的情况。我给他的治疗方案是修补黄斑裂孔，并通过手术的方式松解视网膜，尽量让视网膜裂孔的地方能重新长好。不过，我也必须得提醒他，像他这样高度近视导致的黄斑裂孔，术后能不能长好，也要看自身视网膜的恢复能力，而且就算恢复了，破裂的地方也不可能百分之百像原来那样完整，视力也很难完全恢复到原来的水平。

说实话，这样的手术，对于有经验的眼科医生来说，技术上并不难。但是最难的地方在于每当我告诉患者，他们的眼睛即使做了手术也未必能完全恢复，甚至将来还是会有再次病变的可能时，他们脸上会呈现或失望，或忐忑的表情。

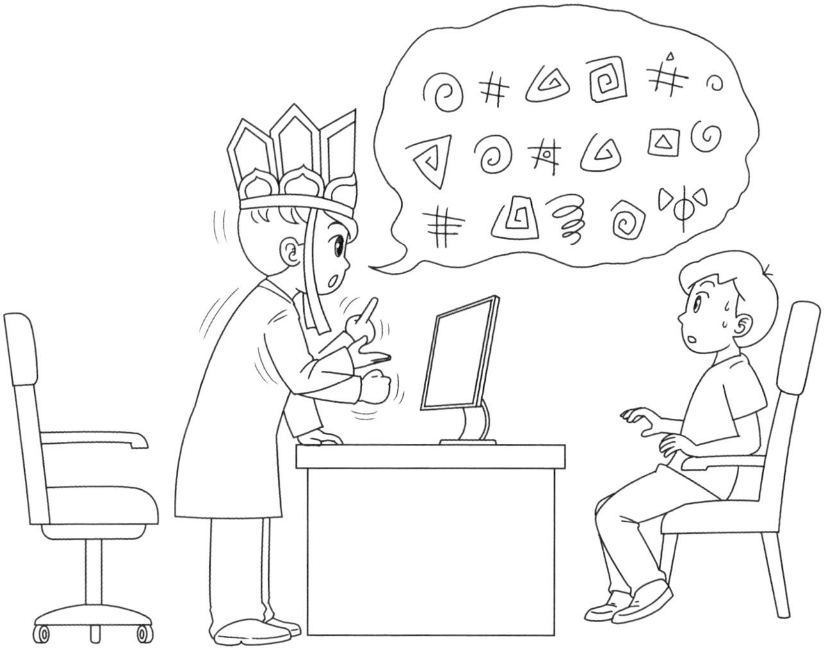

医生对病人“苦口婆心”

唉！做医生就是这样，心里永远怀着最好的愿望，嘴里却永远要先把“丑话”说在前面。

毕竟，我见过太多令人惋惜的例子了。海外归国的学霸，人生本该一帆风顺，却因为高度近视引发视网膜脱离而视力低下，无法正常使用电脑，严重影响工作业绩；名校毕业的白领精英，因为高度近视引起的周边视网膜变性以及裂孔形成，出租车上只是因为打了个大喷嚏，前仰后合的幅度大了一些，第二天就出现视网膜脱离，错失晋升的机会；年轻教师，意气风发，因为近视度数过高，眼轴严重被拉长，眼球严重变形，黄斑出现劈裂，矫正视力始终无法高于 0.5，无法批改作业，只能从教学岗被调到后勤岗……

当然，我写这些并不是为了引发大家的焦虑。也有很多六七百度或以上的高度近视患者，眼睛状态一直保持稳定，对生活影响也不大。我希望的是，大家在有个好心态的同时也做到防患于未然，把自己的眼部健康状况放在心上。如果发现自己成年后的视力还在变差，或者眼睛有其他异常情况，一定要尽快去医院看看，别耽误了治疗的黄金时期。

二、近视 600 度，还能打球吗

前面讲的这些案例，看起来一个比一个吓人。但其实从概率上来看，普通人发生视网膜脱离的概率还是挺低的。

不过，有一类职业例外，发生视网膜脱离的概率比普通人高得多。

这个职业就是跳水运动员。

跳水运动员从高高的跳台上一跃而下，完成一系列优雅的高难度动作，到达水面的时候，降落的势能会瞬间形成巨大的冲击力，很容易造成眼底挫伤。

所以，每次我看到有些没受过训练的普通人，到了夏天，在河边、泳池边，呼朋唤友，纵情一跃的时候，我的心里就捏着一把汗。

如果这里面有人是高度近视者，也不清楚自己的眼底健康情况，朋友一句“You jump，I jump”，他就讲义气地不管不顾跟着跳下去了，其中的风险是很大的！

除了跳水，像跳绳、篮球、拳击这些需要剧烈跑跳，或者具有对抗性的、容易造成外伤的运动，对于高度近视的人来说，都得三思而后行。

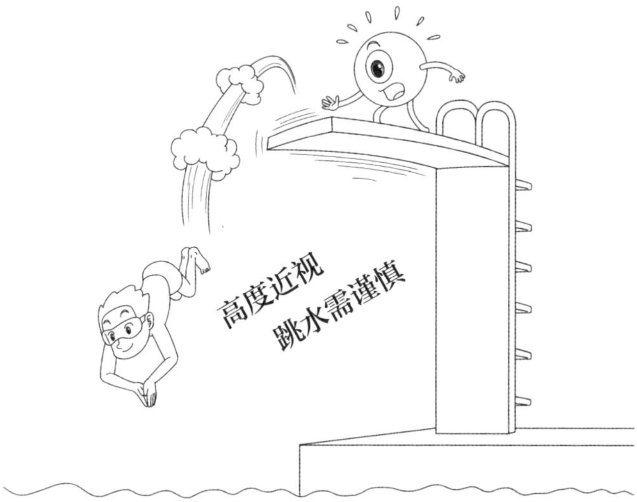

当然，这个风险到底有多大，不完全是由度数决定的。并不是说你 600 度就永远不许再碰篮球了，而 500 度就能放心大胆地想玩什么就玩什么。

怎么评估这个风险，要看视网膜实际的健康状况，这也是高度近视要定期做眼底检查的意义所在。具体怎么检查，后面会跟大家详细介绍。

在这里，我要特别提醒的是，对于高度近视的读者们来说，如果你近视的度数一直很稳定，眼睛检查也没发现什么问题，那么适当的运动是可以的。我认识有些爱打球的朋友，一路过球场就技痒，那参与一下“养生局”是完全可以的，只要注意避免激烈的冲撞，必要时戴上护目镜，有危险意识、做好防护就行。

但如果你检查发现自己眼底情况不太好，甚至已经发生病变了，那就千万不能脑子一热上球场，以免一不小心酿大错。而且，对于游乐场里面的过山车、跳楼机、蹦极等，我也建议你绕道走。一时刺激固然爽，眼睛损伤不可逆！如果眼底的病变特别严重，那你平时想提

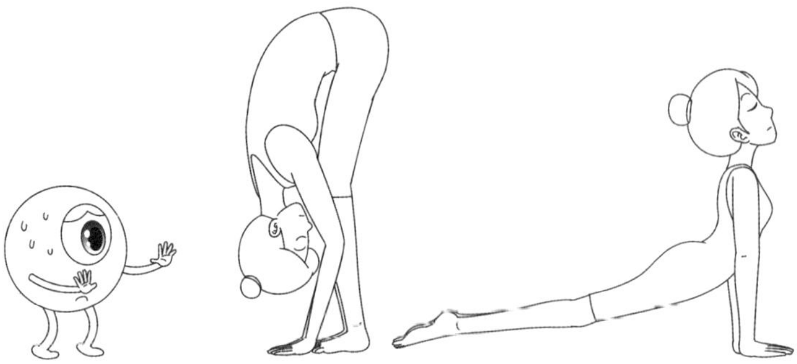

高度近视患者，应避免倒立和憋气

桶水、提箱牛奶的时候，都得掂量着来，避免骤然用力，因为这些动作对你来说都可能是“压垮眼睛”的最后一根稻草！

总的来说，对于高度近视的患者，我更推荐一些温和、平缓的运动，它们不仅同样能起到锻炼的效果，还能修身养性，减轻焦虑。

最简单的就是慢跑和骑行，几乎不需要什么专业的场地或者器材，每个人都能做，而且过程中还有很多乐趣。特别是在自然环境好的绿道上，锻炼身体的同时还能远眺、放松眼睛，一举多得。

再比如太极和瑜伽，这些都是冲击很小的运动，特别适合眼部脆弱的高度近视患者。不过，瑜伽也有不同的难度系数，如果碰到有些需要憋气或者倒立的体式，高度近视的人最好就别做了。这些动作会给眼睛造成压力，有损伤视网膜的风险。

前面提到的跳水运动员容易视网膜脱落，其实也有这个原因：他们在平时训练的时候，需要经常呈倒立状。客观来看，我们普通人除了偶尔弯腰捡东西，是不是很少会出现头部倒立、眼睛低于心脏的姿势？而跳水运动员练习倒立几乎是家常便饭，所以他们眼底承受的压力也比我们大很多，这也是威胁他们眼睛健康的一大因素。

三、高度近视的自救秘籍

有一个年轻小伙子，大学还没毕业，成绩拔尖，在学校里人缘也不错，在我看来，他正应该处于无忧无虑的黄金时代。

但他却一脸愁容，忧心忡忡地找到我："陶医生，我这眼睛近视 800 度了，你说我还能'抢救'一下不？"

我乍一听，觉得小伙子挺逗的，但转念一想，也确实能理解他的焦虑。

我知道有很多年轻朋友，都是在青春期时用功读书，用眼强度大，再加上成长在电子屏幕时代，眼睛更容易疲劳，所以造成了 600 度以上的高度近视。

其实，这种情况大部分都属于单纯性近视，平时保持良好的用眼习惯，维持好眼部的健康状况，出现病变的概率还是比较小的。

所以，在这里，我把对这位小伙子的回答，也告诉给所有被高度近视困扰的年轻人：不用等"抢救"，你可以"自救"！

下面，我就把高度近视的日常自救秘籍传授给大家，希望大家平时多多"修炼"：

首先，大家在平时读书、工作的时候，可以有意识地"摸摸鱼"。

别误会，我不是教大家不用功，而是高度近视的朋友要尽量避免长时间、近距离地用眼，养成定时定量望远的习惯。大家可以在工作的时候定个闹钟，每 20 ~ 30 分钟休息一下，让眼部肌肉和大脑同时放松放松。偶尔还可以做个热敷，缓解眼睛的干涩疲劳。

其次，有一点特别提醒：平时觉得眼睛干痒了，或者风吹进东西

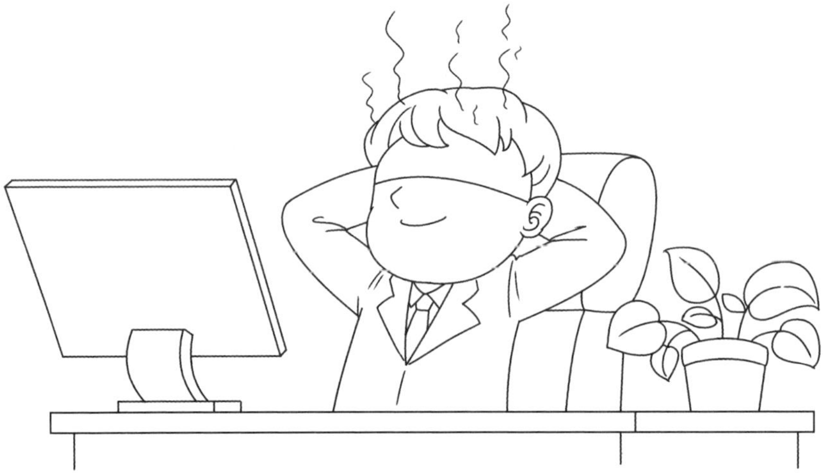

适当热敷，可以缓解眼疲劳

了，千万不要用手去猛揉。高度近视的视网膜本来就比别人的要脆弱，咱们就别给它人为增加压力了！遇到这种情况，闭一会儿眼睛，让泪液分泌出来，或者适当地用人工泪液缓解一下，都能够在不伤害眼睛的前提下，改善眼睛不舒服的情况。

另外，眼睛的健康也可以通过食补来维护。在平时的饮食中可以多吃对眼睛好的食物，比如多吃含维生素 A 的胡萝卜、南瓜、动物肝脏、鸡蛋、鱼肝油，多吃维生素 C 和维生素 E 含量丰富的柑橘、草莓、坚果，多吃含锌的贝类、牛肉、鸡肉等。要我一句话总结呢，其实就是膳食均衡，营养充足，水果蔬菜肉蛋奶搭配着吃，别用零食和垃圾食品当正餐。

最后，一年需要做一次定期眼底检查，但是它的重要程度不亚于以上的任何一条。前面列举了那么多高度近视的危险之处，我相信大家肯定已经感受到了眼底检查的重要性。

四、高度近视，每年定期做这些检查

为了防范眼底病变和视网膜脱离的风险，我建议高度近视的朋友每年要专门抽出时间，做一次全面的眼睛检查。

针对每个人的具体情况，检查的项目可能会略有不同，有多有少。但是大体上，高度近视常见的定期检查项目有这些：

第一项是最基础的屈光检查和视力检查，就是看近视的度数是否稳定。我们前面提到了，成年后近视度数的持续增长是病理性近视的标志之一，所以这个初步检查虽然简单，但还是很有必要的。当然，除了检查，平时也可以时刻关注自己读书、工作时的感受，如果感觉到明明戴着同样的眼镜，看得就是没之前清楚了，就要尽快到医院做进一步检查。

第二项是眼压与视野检查。通过检查眼压，可以判断是否有某些眼部疾病。比如，眼压高，可能是青光眼的征兆；眼压低，有可能是视网膜脱离的信号。同样，视野检查也是判断眼部疾病的重要依据。所谓视野，是相对于中心视力而言的，即使中心视力正常如 1.0，如果视野窄，也还是会生活不便的，例如视野窄的人，有人从他身体两侧路过时，他没有觉察，容易和人相撞。医院检查视野，需要借助视野计，患者用眼睛的余光去觉察眼前是否有视野计投射的闪烁的光点，如果没有，就说明视野受影响了。

第三项是裂隙灯检查。这种检查仪器是由一个裂隙灯和一个显微镜组成的，使用时会向被观察者的眼睛投射一种细细的光线，这样就能通过显微镜来观察眼睑、结膜、角膜、前房、虹膜、瞳孔和晶状体等眼前段结构，进而判断有没有角膜病变、虹膜病变、晶状体病变、泪膜和泪道疾病等问题。

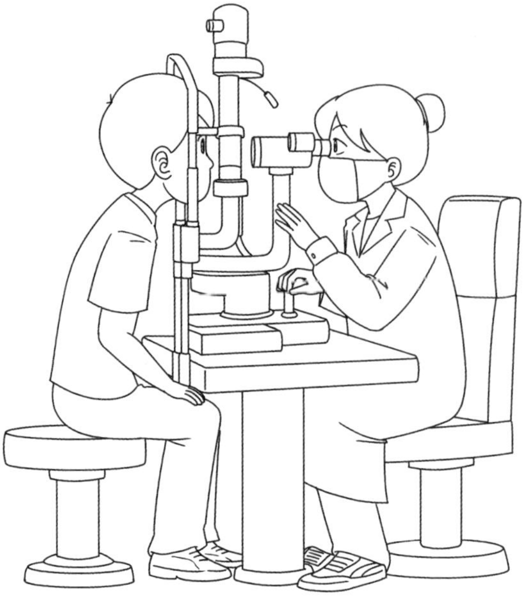

医生给病人做裂隙灯检查

第四项是对于高度近视者来说非常重要的一项：眼底照相。顾名思义，就是用专门的“相机”，给视网膜照个相。眼底一张照，眼病早知道。通过视网膜的照片，医生能够直观地看到视网膜的形态，有没有出血、水肿等异常情况。很多眼部疾病，如黄斑病变、眼底出血、视网膜脱离、糖尿病视网膜病变等，都可通过这张特殊的照片发现。

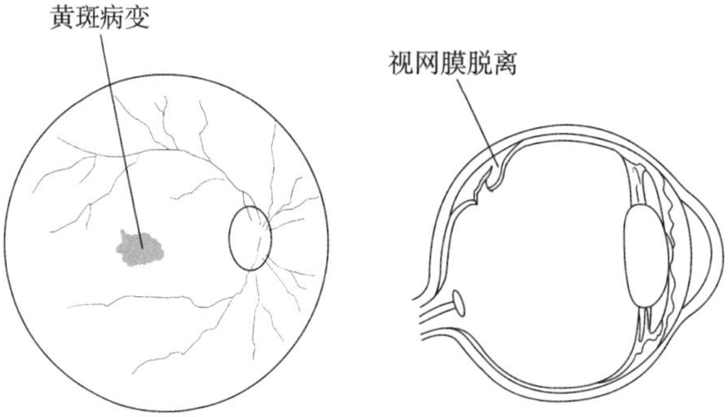

黄斑病变、视网膜脱离示意图

最后还有一项检查：眼部 OCT 检查。它比前面这些项目贵一点儿，但是能把眼睛的情况看得更细致。我们可以等前面的检查做完了，发现问题以后，再进一步选择这个项目。OCT 检查的全称是“光学相干断层扫描”，它看的是眼底的一个切面，所以能看到视网膜的多层结构，现在的技术可以实现亚细胞级别的放大显示，像照妖镜一样，把黄斑病变清晰地显示出来。这个项目和眼底照相配合，能帮助医生检查到眼底深层的、微小的病变，给出更精确的治疗建议。

从我接触的高度近视患者的情况来看，高度近视的危害其实是可大可小的，就看平时有没有爱眼、护眼意识，是否能够及时察觉一些危险信号。希望读了这一节以后，从未去检查过眼底的人能立刻行动起来，把预约检查提上日程，对眼部健康加以重视；而经常焦虑不安、担惊受怕的患者，也能够稍稍放宽心，只要注重爱眼、护眼，及时了解自己的眼部情况，也无需生活在恐惧之中。

我接触的很多近视的朋友，第一副眼镜都是青少年时配的。当时对近视可能不以为意，甚至觉得戴副眼镜还挺酷的。直到度数噌噌上涨之后，才发现戴眼镜在生活中不但很麻烦，还会带来很多额外的风险，不敢跑、不敢跳。当年的小小少年，要么醉心于书本中的史诗传奇，要么沉迷于屏幕里的电光声色，又怎么会想到将来的一天，连打篮球都要担惊受怕呢？我有时自己也会苦笑，如果我能穿越回过去，不会看见埋首苦读的孩子就表扬，也不会看到痴迷电子竞技的就批评，我只会对他们说一句话——注意用眼距离，30 分钟后休息一下！

毕竟，节制这个美德，当你从教训中学到的时候，可能为时已晚。不是有句话这么说嘛，很多命运馈赠的礼物，早已在暗中标好了价格。

第七章

飞蚊症
挥之可去吗

一、闹心的飞蚊症

“妈妈，我看到有个影子老是飘过来飘过去……”

这话从刚五岁的小朋友皮皮的嘴里说出来，把他的妈妈张女士吓得够呛，一瞬间感觉背后凉飕飕的，看过的各种恐怖片在脑海里一帧帧闪过。

还好，她的理智占了上风。一番盘问之后，终于把事情搞明白了。

原来，皮皮眼睛里看到了各种奇形怪状的影子，一会儿像飘来飘去的线条，一会儿又像小虫子，还随着她的视线动来动去，这是飞蚊症的症状啊！

张女士在诊室外面，把这事当笑话讲给别人听，结果引起了一大片共鸣。

还有一个姑娘说：“工作忙了大半天，好不容易有工夫喝口水，刚一低头，发现水杯里面有虫子，倒掉重新接一杯，虫子又跑出来了。这才发现是眼里的‘虫影’。”

听着挺有意思的，但是时间长了，飞蚊症也是真闹心。看哪儿都有小飞虫，影响的不光是视野，更是心情。

要是在眼科里评选一个最烦人的眼病，那飞蚊症绝对榜上有名。

这个令人烦恼的病是怎么来的呢？

飞蚊症的原因是“玻璃体混浊”。玻璃体是充满了眼球的一种填充物，质地是像果冻一样的凝胶状物质。它的成分大部分都是水，还有一些胶原蛋白和透明质酸，所以它整体也是呈透明状的，非常清澈，光线可以通过它顺利地聚焦在视网膜上。

然而，由于身体机能的老化或者近视等其他原因，玻璃体原本均

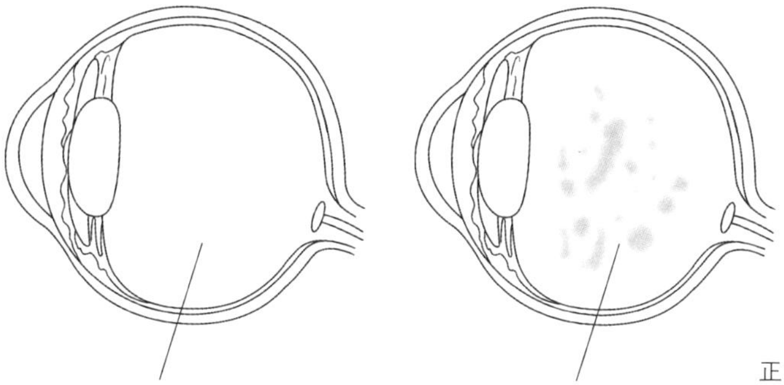

正常玻璃体和玻璃体混浊示意图

匀透明的“果冻”变质了，里面的水分开始从凝胶状的结构脱离出来，出现液化现象。失去了水分的胶原纤维就会聚集在一起形成束状。这些束状物质在玻璃体里面漂浮，随着眼球的运动投射到视网膜上，就变成了视野里面飞来飞去的闹心的小飞虫。

说是“飞蚊”，但其实这些混浊物也没有一个绝对统一的形状，所以患者们眼里的“残影”也都不一样，有人看到点状或者线状的，有人看到圆环状、半圆状的，还有人看到爬虫状甚至蜘蛛网状的。

有句话说，幸福的人都是相似的，但烦恼的人却是各有各的烦恼。这一规律用在飞蚊症的表现上，还真是那么回事儿。

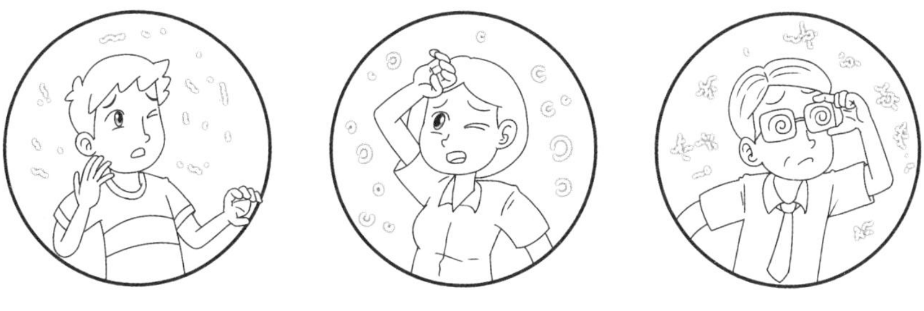

不同的人看到不同的“飞蚊”

飞蚊症也分为生理性飞蚊症和病理性飞蚊症。大多数的飞蚊症都是年纪大了，身体的自然衰老导致的。所以我接触的 40 岁以上的飞蚊症患者特别多。如果有高度近视，出现飞蚊症的年龄可能就会比其他患者更提前一些。因为高度近视的眼轴是拉长的，玻璃体结构的受力就会改变，更容易发生变性。

另外，如果长时间地用眼，眼睛疲劳的时候也可能会出现短期的飞蚊症状。只要好好休息，就可以自然恢复。

语出惊人的皮皮小朋友，就是趁大人没在家，玩 iPad 玩得入迷了，才闹出了这虚惊一场。

年龄增长、近视或者用眼过度导致的飞蚊症，都属于生理性飞蚊症。烦人是烦人，但是基本无害，不至于造成太严重的后果。

但是病理性飞蚊症可就不一样了，一般是由炎症、外伤、出血或者其他疾病引起的，如果不尽快地就医治疗，可能会进一步出现视网膜脱离、青光眼、视神经萎缩等严重损害。

比如，糖尿病性视网膜病变或者眼部受到外伤，都可能引起视网膜血管破裂、出血，导致玻璃体混浊。这时视野中可能会出现血块状的暗点或大片的阴影，需要尽快接受治疗。

所以，有糖尿病、高血压、自身免疫性疾病或者刚受了伤、动了眼部手术等的人，如果眼前突然出现说不清道不明的黑影，应提高警惕，尽快去医院排查是否为病理性的，以免造成更严重的后果。

二、与“蚊”共舞，大脑自会习惯

虽说前面提到了很多种能够引起病理性飞蚊症的因素，但对于大多数飞蚊症来说，是生理性的概率要大得多。如果没有出现局部打闪的闪光感、黑影能飘动而不固定，也没有外伤，没有合并糖尿病、自身免疫性疾病等，就不必太过焦虑。

生理性的飞蚊症危害不大，是良性的，不会对眼部功能造成严重影响，大部分人会选择保守观察，而不是刻意地去治疗。所以，我给大多数患者的建议都是：注意用眼，好好休息，定期检查即可。

但是在长期临床观察中发现，飞蚊症和其他的眼部疾病有一个最大的不同之处：它对人的情绪和心理健康的影响，往往比实际对眼部健康的影响更大。

很多来找我的患者，都是一脸愁容，说这个闹心的飞蚊症搅得自己无法专注做事，心情特别烦躁。上学的无心读书，上班的无心工作，退休的连广场舞都没心情跳了。

也能理解，你想专注看书、用电脑回邮件或查资料时，总有小飞虫在你眼前绕，还随着你眼球的移动转来转去，能不烦躁吗？

但要我真心地给大家一个建议，我还是得说，最好的办法就是尽量说服自己别去管它。

我们的大脑很神奇，当我们慢慢习惯这些“飞蚊”的存在，不给它们分配注意力时，大脑也会自动地忽视这些无效的视觉信息，让你达到对它“视而不见”的境界。

很多患者，自行适应三个星期左右，就感觉黑影“消失”了，看东西都正常了。

但也有特别焦虑的人，在察觉飞蚊症之后，注意力会完全被它牵着走。当我问到症状的时候，都能给出特别详尽的描述：昨天是什么形状，今天又变成什么形状了，昨天看着好像在漂浮，今天又觉得好像

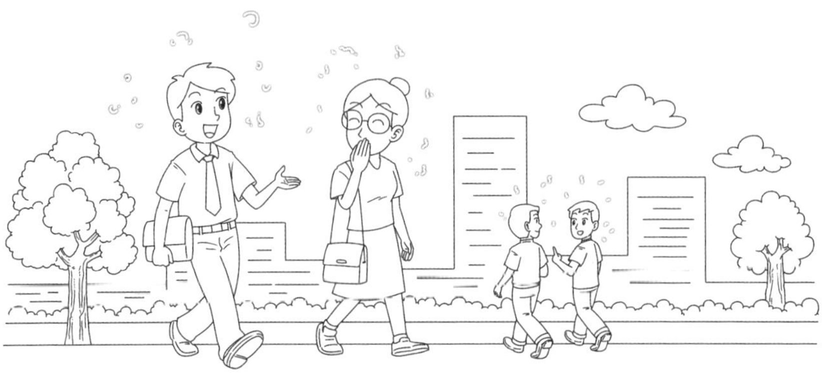

对身边“飞蚊”很淡定、视而不见

在旋转……这就说明他们把很多精力都用在观察这些“飞蚊”上面了。

飞蚊症在看白墙、蓝天这类浅色背景时，会格外明显，还有很多人会刻意地盯着墙看，用目光去捕捉这些“飞蚊”。

这些过多的关注，在促使我们的大脑不断地关注“小飞蚊”，让它无法忽视这些信息。越是一直关注它们，它们越能抢走更多的注意力，进而吸引人更想去看，这就是恶性循环。

所以，我鼓励这些人，当被这些“飞蚊”烦心的时候，就当它是真的飞虫。飞虫，总会飞走的，你要做的就是随它来去。深呼吸，看看远处，放松一下，别总盯着手里的书本、屏幕，更别刻意去找它。

有一个词叫“境随心转”，说的是外界环境是我们内心世界的反映。当人的心态变得平和、积极时，外部的境遇也会随之好转。

我觉得，这句话用在飞蚊症上，还真合适。

我猜，我接触过众多飞蚊症患者，脸上都愁云惨淡的。反过来思考，其实会不会还有更多患者，因为“心大”，在还没找到我的时候，自己就慢慢适应了呢？

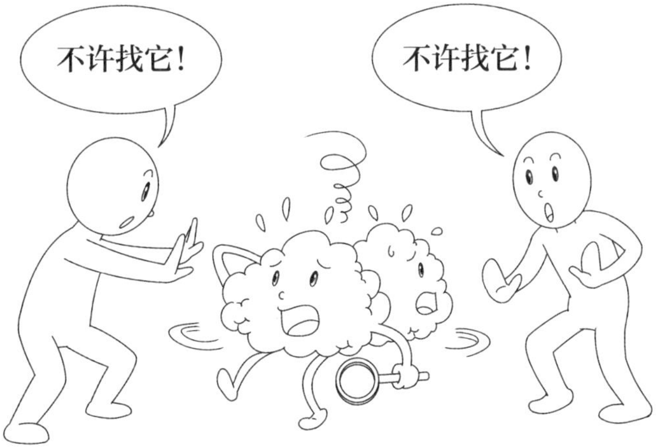

给大脑下达指令：不许找它，不许找它……

上面的内容，都是在劝解特别焦虑的飞蚊症患者。下面的内容，将着重提醒“心大”的人：

如果视野中的漂浮物突然变多了，或者除了“飞蚊”，还出现了闪光感、固定的视野遮挡、两侧或者一侧的视野缺失，视线模糊，请勿再视而不见了！这些都是病理性飞蚊症的危险信号，应立即前往医院治疗，拖得久了，可能会发展成视网膜撕裂或者脱离。

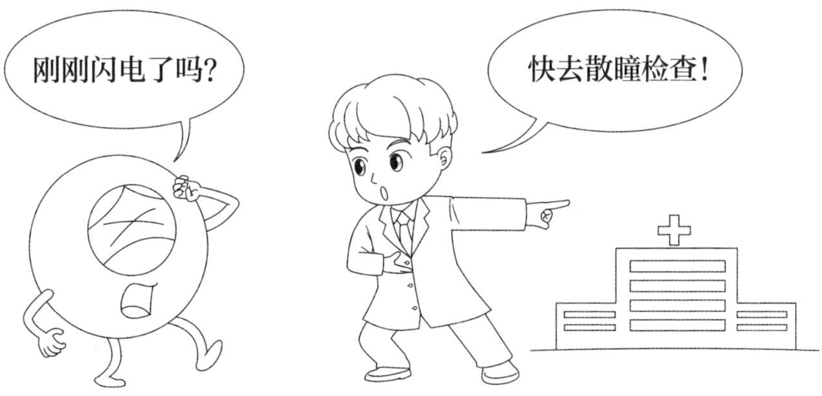

医生劝小眼球去检查

三、眼不容“蚊”的完美主义，怎么办

虽然我写了这么一大段话，想劝劝为飞蚊症烦恼的患者们。但是我也明白，人类的认知逻辑是很复杂的，不是这么容易能被简单几句话劝住的。否则，世界上的很多难题也不会有人去解决了。

现实中，我接触过很多这样的患者，每当我和他们说，飞蚊症可能没有方法能完全治好，但是它也不会无限地恶化。他们往往只听进去前半句，于是感到非常纠结、痛苦。

很多患者和我说：“陶医生，道理我都懂，但我就是难受，受不了有东西老在我眼前晃。”

有学艺术的患者提到，每次他刚坐在画布前，还没下笔，这些飞来飞去的影子就把他刚浮现的珍贵思路给打断了。有时画到一半，想从远处审视画面整体效果，结果看来看去老有一堆黑点，创作的心情也被毁了。

作为一个经常写点东西的人，这感觉我深有体会。创作的心流被打断后，再调整回来就不容易了，这对我们的时间、精力也都是一种浪费。

所以他找我的时候，表情特别坚定：“我每天七八个小时都在画画，这个影响太大了，所以无论如何都得治，治不治得好都要试试再说！”

还有更夸张的情况。有个年轻人，其完美主义倾向特别重，觉得这个病治不好的话，不论自己要干什么，都会受到影响，在心理上特别无法接受，他对我说的原话是：“想跳楼的心都有了！”

我一听，赶忙劝他，别冲动，咱们一起想办法，能治！

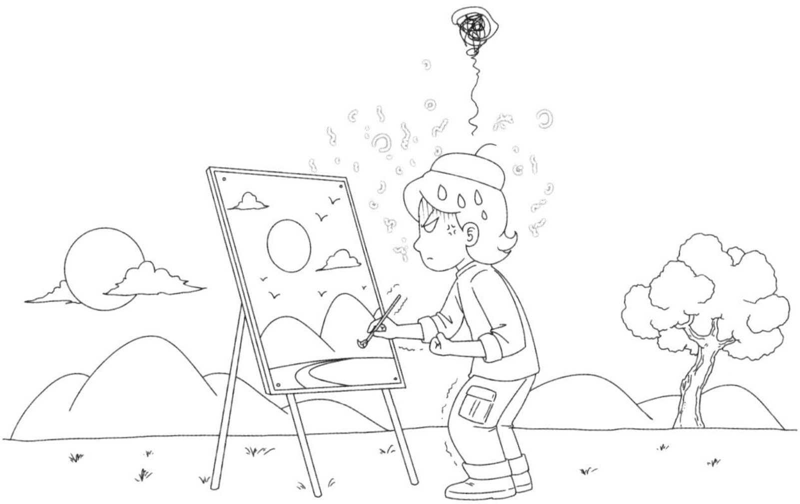

人们工作时，被眼前的“飞蚊”干扰，确实难受

遇到像这类影响特别大，自己无论如何都适应不了的情况，可别想不开，还是有办法治疗的。

目前针对飞蚊症，有三种常见的治疗方法。

第一种方法算是保守疗法，即药物治疗。临床常用一些活性碘剂，比如卵磷脂络合碘，口服后可以促进玻璃体里面混浊物的吸收，从而缓解飞蚊症的症状。但由于含碘，甲状腺功能异常或者对碘过敏的人，就不能使用这个方法了。毕竟是全身用药，若为了治疗眼睛的良性病变而以干扰全身系统为代价，得不偿失，不建议过于长期地使用。

我还得“打个预防针”，有人试了这个方法之后，觉得挺管用，但有的人，吃后发现作用不大，眼前的黑点原来怎么飘，现在还是怎么飘。看到别人吃药有用，心里更难受了，觉得自己很倒霉。其实，有一半的患者尝试药物治疗后效果不明显，而大家却只听到药效有用

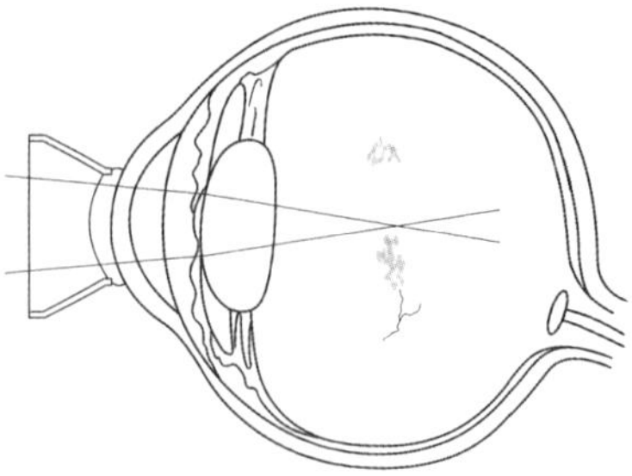

激光治疗示意图

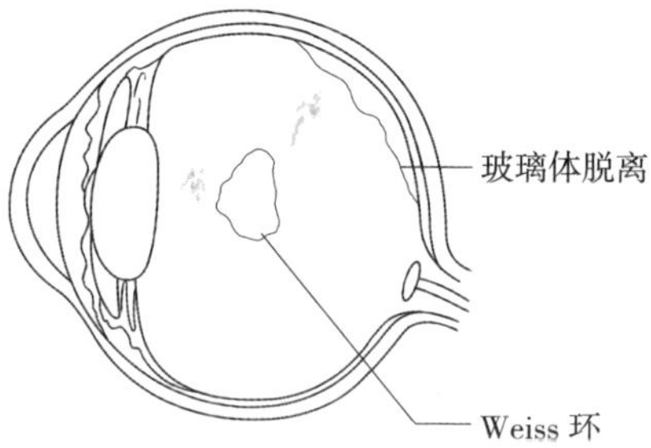

玻璃体后脱离形成 Weiss 环示意图

的情况，这算是一种幸存者偏差。有的时候因为浑浊的密度改变或者玻璃体液化程度加重，玻璃体浑浊自己沉到下方去了，视野里看不到了，也是有可能的，并不一定是药物的效果。由于药物治疗飞蚊症的效果本来就是因人而异的，所以哪怕你因为身体原因无法服用该药物，也不必太懊恼。

第二种方法是激光治疗，全名叫 YAG 激光玻璃体消融术。它的原理是利用激光脉冲的爆破效应，把玻璃体混浊物里面的物质击开，这样一来，原本在视野里飘来荡去的混浊物就被打散了，变成了慢慢可以被吸收掉的小气泡，从而减轻“飞蚊”症状。

激光治疗对于年龄老化导致玻璃体后脱离，造成的环状混浊物特别有效。

玻璃体原本和眼球后部的视网膜是紧密粘连的。如果它老化，收缩，从眼球后壁脱落，这个过程中就可能会在视网膜前面形成环状的沉积物，我们叫作 Weiss 环。Weiss 环比一般的玻璃体混浊物要更厚，也更影响视力。激光治疗特别适用于去处理这些顽固的环状物。

激光治疗的过程不复杂，术前要进行充分的散瞳、眼部麻醉，确定玻璃体混浊的部位，实际的治疗操作快的话只需要 5 ~ 10 分钟。

更关键的是在确定要做之前，得进行一套完善的眼底检查，判断眼睛的条件适不适合做激光。判断要点主要有两个：第一，混浊在视野中央范围内，如果是特别周边的混浊，对视觉干扰很小，治疗没意义；第二，混浊离晶状体和视网膜的距离都在 2 毫米以上，离得太近万一误伤，容易引起视网膜出血 / 裂孔或者白内障。

此外，这种方法也不能保证对所有人都有效。因为每个患者玻璃体混浊的位置、大小都不一样。比如有的漂浮物很小，已经没办法再打散了，但患者还是觉得很受影响，那激光就对它们没办法了。如果混浊物离视网膜太近了，激光容易误伤到视网膜，谨慎起见，还是得让它们继续漂着。

有的人做了一次激光治疗之后，虽然“飞蚊”还在，好像没起到什么效果，但是心理上觉得自己努力过了，慢慢也就接受了。也有人做完，症状只是减轻了一点之后，还不死心，还会要求再做一次来继续改善。

虽然激光治疗副作用不大，但在治疗过程中，也还是有视网膜损伤、白内障的风险。要不要冒这些风险，如果一次不好，还需不需要冒险接受第二次，这些问题都值得大家在治疗之前仔细考虑。

第三种方法是一种名叫“微创玻璃体切割术”的手术治疗。虽然说名字叫微创，但毕竟是手术，也是有创伤的，而且又是在非常精密的眼部，我还是建议大家要谨慎对待。少数人在手术中还可能会出现并发症，从而对眼部产生更大的影响。不到万不得已，真的没必要冒这个险。一般我只建议飞蚊症严重影响到生活和身心健康，或者有其他眼部疾病需要手术治疗的人，才去选择这个方案。

我见过很多的飞蚊症患者，都是因为这个病症特别影响他们自己的生活体验，进而影响到了心态。其实，笼罩在他们心理上的阴霾，要比生理上的病痛更严重。所以我觉得除治疗以外，更重要的其实是学会调适自己的心理状态。

就像前面写到的，飞蚊症在大部分情况下，都是自然衰老导致的。所以我觉得，它其实也可以看作一个人生的课题：生命中，并不是所有的变化都是我们可以控制的。有时候我们要承认自己无法改变所有的事情。与其徒劳无功地抵抗，不如顺其自然地接纳，把我们的心力用在更重要的地方。

第八章

白内障，要等它“熟”了才能做手术吗

一、白内障面前，人人平等

“在白内障面前，人人平等。”我有时会开玩笑这么说。

这句话是什么意思呢？其实，替换一个词，你马上就能理解了：“在衰老面前，人人平等”。

白内障主要的发病原因是年龄增长。就像人老了脸上会生出皱纹一样。有些人天生皮肤好，或者特别注重保养，可能六十多岁才开始有皱纹，有些人则会出现得早一些。虽然每个人表现出衰老症状的年纪有所差异，但是无论如何，随时间的推移，它早晚会出现。白内障也是一样的。

换种更残酷的说法，只要我们活得够久，白内障总会找上来。

白内障发生的原理是晶状体混浊。虹膜是我们正面直视看到的“黑眼珠”，晶状体在我们眼睛的虹膜后面，是透明的双凸透镜的结构。它是光线进入眼睛的必经通路。我们能看到远近的物体，就是靠晶状体把光线聚焦在视网膜上，实现清晰的成像。

随着年龄增长，晶状体里面的蛋白质发生了变性，由原本的透明变得混浊，光线在进入时就会发生散射或者被阻挡，不能顺利地聚

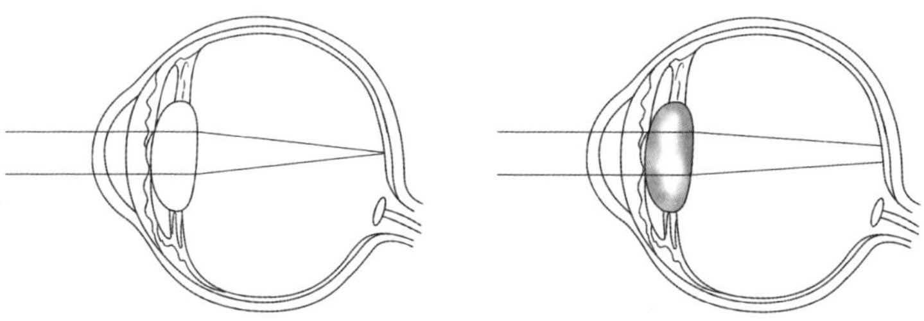

晶状体正常聚焦光线　　　　晶状体混浊，光线散射

晶状体正常聚焦光线 vs 晶状体混浊，光线散射的示意图

焦，从而让人视线模糊、看不清楚东西。

晶状体混浊主要就是由衰老退化导致的。除此之外，患有糖尿病、肥胖症等疾病的人，也更有可能因为高血糖而损害晶状体。某些遗传疾病或基因突变也会导致晶状体的异常。另外还有一些外部因素，比如长期暴露在紫外线下、抽烟、喝酒，这些都有可能损害晶状体的蛋白质的结构，导致白内障提前发生。

二、教你几招“白内障延缓术”

虽然说白内障就像我们生皱纹、长白发一样，是一个总归要迎来的自然衰老现象。但这不意味着我们就只能拿它束手无策，坐等着它来找我们。

为了晚点长皱纹，爱美人士们可以早睡早起、勤敷面膜。而为了让白内障晚点找上门，爱眼人士也有很多能做的事。下面就是我希望告诉朋友们的几条“白内障延缓术”：

第一条，尽可能地减少紫外线对眼睛的伤害。

在阳光明媚的天气进行户外活动，固然是一件有益身心的乐事，但如果因为没有保护好眼睛，早早得了白内障，那岂不是有点儿“乐极生悲”了！所以，从年轻时就要养成一个习惯，在阳光暴晒或强紫外线的环境里，一定要戴上墨镜，做好防护。

第二条，不抽烟、少饮酒。

抽烟喝酒会加速衰老，应该已经是大家心中的常识了吧。不过，我要特别指出它们对于眼部健康的影响：

抽烟对眼睛的伤害是多个方面的。香烟中的焦油和尼古丁可能

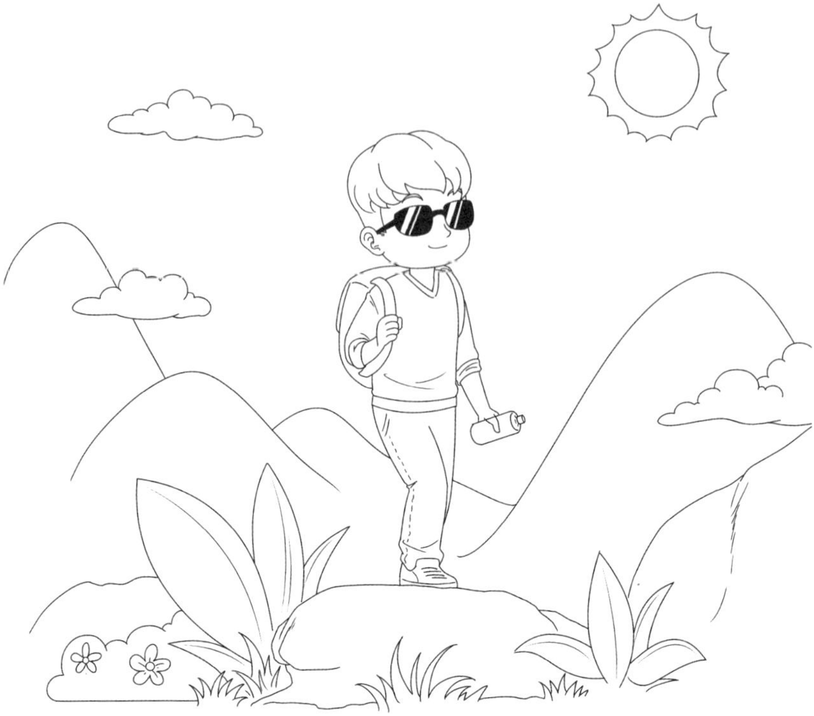

强紫外线环境下，最好戴上墨镜

会使晶状体发生氧化；抽烟时飘散的烟雾中含有的重金属成分和有机成分，可能会随烟雾溶解在眼表泪液，继而渗透进入眼内，最后聚集在晶状体上，使它硬化或变得混浊。这些都会导致白内障提前发生。除了白内障，抽烟还可能诱发其他的眼部疾病，比如烟雾缭绕的环境会导致化学物质溶解在泪液里进一步引发干眼症，抽烟后神经兴奋导致入睡困难从而使眼睛疲劳得不到缓解，长期抽烟会导致肺功能下降，影响全身脏器功能。总之抽烟是百害而无一利。

过度饮酒也可能会加快白内障发展的速度。长期大量喝酒会对肝功能造成损伤，进而影响到身体对维生素的代谢，尤其是B族维生素的利用度可能会下降，间接地导致晶状体老化。所以，逢年过节亲友相聚，一起喝点小酒，虽然是一桩美事，但把喝酒发展成习惯，那伤害的可不只是眼睛了。

另外，对于糖尿病患者来说，严格控制血糖对于预防白内障也是非常关键的。高血糖状态会加速晶状体老化，让白内障更早发生。所以，糖尿病患者要通过必要的药物治疗，搭配合理的饮食、适量的运动来严格控制血糖水平，预防和延缓白内障的发生。如果已经得了白内障，需要手术治疗，也需要在血糖控制达标的情况下才能动手术。

第三条，控制体重，避免肥胖。

肥胖也会增加白内障发生的概率，因为肥胖症患者体内往往有炎症和代谢问题，这些因素都会加速晶状体老化。

其实仔细想想，我们平常说的“抗老”习惯，和控制体重的习惯基本是一致的，因为体重和体态的背后代表着我们整体的生活方式：健康合理的饮食、每周保持一定的运动量、戒烟限酒、规律作息，等等。这些生活方式对我们身体的整体健康有益，自然也能延缓眼部的衰老。

当然，除控制这几个与白内障密切相关的因素外，保持良好的用眼习惯是最基础的，比如减少用眼疲劳、保证维生素的摄入等，这些习惯对于预防各种眼病都是有意义的。

最后一条是我的郑重提醒：随着年龄的增长，定期眼部检查是非常有必要的，每个人都应该把眼科检查纳入到自己的年度体检项目中。既然白内障是一种“衰老病”，我们就得早发现、早应对，把它对视力的伤害控制到最低。

三、雾里看花？白内障来袭

除了通过眼部检查来发现，初期白内障在生活中也有一些隐藏线索：

原本从家里眺望时看得清清楚楚的广告牌，现在看就像隔着一团迷雾，怎么都看不清；

保持了十几年的近视度数，现在突然好像不够用了；

桌上明明只摆了一个花瓶，看起来却好像有两个轮廓；

看同样的一幅画儿、逛同样的花园，却觉得色彩没有之前鲜艳了；

夜晚看灯光时，总会出现一个彩虹圈；

走路的时候，突然觉得判断不了两边的障碍物了……

这些情况，都是白内障的征兆！

总结一下，白内障初期有以下症状：视物模糊、视力下降、近视度数增加、老视度数减少、色觉敏感度下降、眩光效应、视野缺损等。当出现这些情况时，我们心里就得拉起警报：白内障，这个早晚会登门拜访的不速之客，已经在敲我们的门了，是时候去医院检查了！

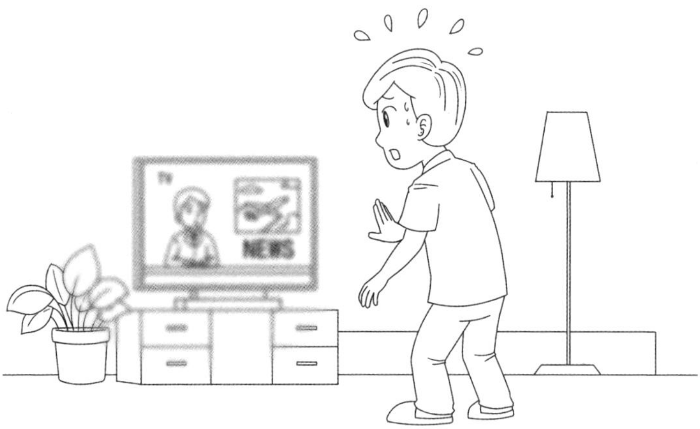

看东西时“雾里看花”，应去医院检查

白内障初期，如果不太影响正常生活，我们一般都会建议以观察为主，保守治疗。这时候要做的其实和预防白内障的注意事项差不多：保持良好的用眼习惯，保证休息、注意防紫外线照射、防止眼睛疲劳等。

如果觉得视线有些模糊、看东西费劲，也可以自己做一些调整，比如把手机字号调大，看报纸的时候拿个放大镜，总之就是让眼睛怎么舒服怎么来，别让它累着。

有急性子的患者，看到这里就按捺不住了：我来医院，可不是想听您说这些的！好不容易来一趟，我就想看看怎么治疗、开什么药，否则不是白来了嘛！怀有这种心态的人好像还不在少数：不拿点药回去，就觉得这医生白看了。有时候还真让人有点哭笑不得。

对于这样的白内障患者，以下这句话既是一个好消息，也是一个坏消息：早期、中期的白内障，确实可以在医生的指导下用一些眼药水，例如谷胱甘肽滴眼液、吡诺克辛滴眼液，但它们的作用是控制病情，延缓发展，并不能根治白内障。

前面也介绍了，白内障的本质是晶状体里面的蛋白质发生了变性，变得混浊。这就像鸡蛋煮熟了，你不管用什么方式，蛋清都不可能回到原来澄清的状态了。晶状体里面的蛋白质变性也是不可逆的。

所以，如果白内障已经发展到严重影响正常生活，或者威胁到了眼部的健康，那唯一一个可以逆转局面的方法就是通过手术治疗，把已经浑浊的晶状体移除，然后植入崭新透亮的人工晶体，让光线能正常地进入眼睛。

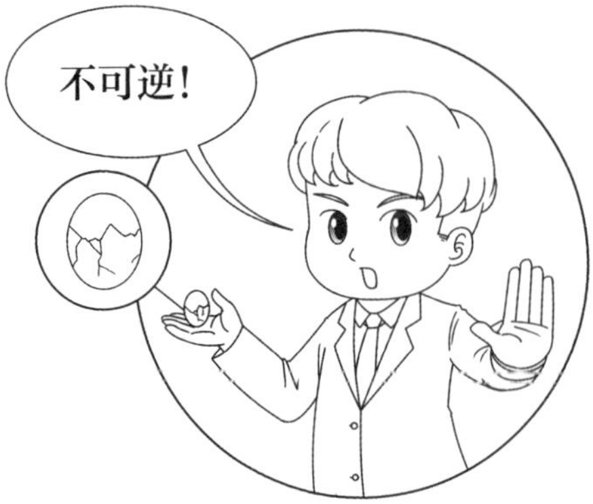

白内障是不可逆的

四、能过两年再做手术吗

病人见得多了，我发现一个深刻的道理：人的胆量和体格绝对不成正比。别看有的大叔长得人高马大的，听到自己得了白内障，第一反应就是：不会要做手术吧，能不能晚两年再做?

我非常理解这种心情，毕竟我们的眼睛是非常脆弱、非常娇贵的，平时进点沙子都得落泪呢，何况是在上面动刀子。这种时候我都会第一时间宽慰患者："别怕，手术不是非得现在做不可！"

还有很多人会问，听说白内障要等它"熟了"才能做手术，是这样吗?

其实这是过去的观念。过去医疗水平有限，白内障手术采取的是囊外摘除法，需要晶状体达到一定的硬度才能做。但是现在这种方法几乎不用了。相反，如果晶状体已经完全混浊、变硬，还可能会增加手术的难度和风险。

现在，白内障需不需要做手术、什么时候做手术，可以根据每个人视力下降的程度和速度，以及本人生活和工作的需要，具体情

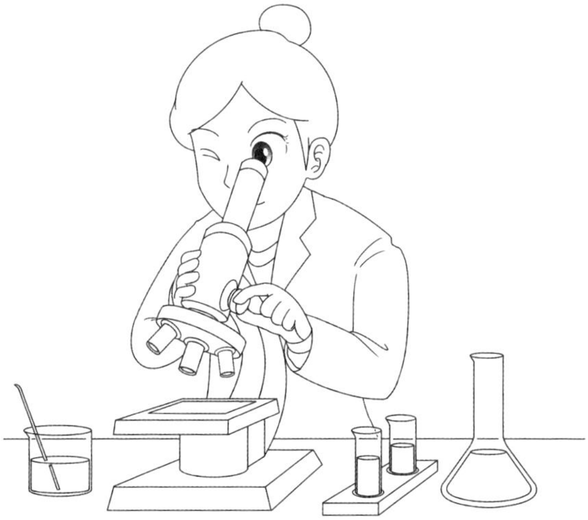

科研人员看显微镜，对视力的要求高

况具体分析。

有的科研工作者，平时工作需要看显微镜，一天到晚都是“聚精会神”的状态，而且盯着看的还都是那些特别细小的东西——细菌啊、微生物啊，那肯定需要好的视力。所以，他们一发现白内障，就希望能尽早做手术，但凡视力降到 0.6 以下，他们就受不了了，因为实验室里的一大堆活儿就干不成了。但如果平时不需要做这么精细的工作，0.3 的视力可能都够用了，那就不需要急着动手术。

总而言之，大部分的白内障手术，早做晚做都行，主要看个人的需求，患者可以和医生商量着来。

不过，有三种特殊情况，是必须要尽早安排手术的。

第一种情况，白内障初期用药物和其他各种手段，都没法有效地控制病情，眼见着视力状况迅速下降，那么我会建议在更差的情况发生之前，提早把手术安排上。因为白内障太“熟”了或者太“硬”了，手术难度更大。

第二种情况，患者除了白内障，还有其他的眼部疾病。白内障的存在影响到了眼底检查或者其他治疗项目，那么当然也需要尽快手术。

最后一种情况，是白内障已经发展到了后期，病情比较严重了。这时候白内障还有可能会引发其他的眼部问题，比如囊膜液化、青光眼等，所以也得尽早做手术。

希望大家有这个共识：医生真的是最希望你好的人。如果手术不是非做不可，医生是不可能强迫别人动手术的。如果你的医生建议你手术治疗，并且就像我在这里列举的一样，给出了明确的理由，那一定要听医生的，千万别只看了这一节的前半部分，就到处显摆：书里都说了，“白内障手术早做晚做都可以，我现在还不打算做！”

我心中的理想状态是：当我告诉患者放宽心，问题不大的时候，他能真的放下焦虑，愉快生活。而当我需要患者和我一起重视一个问题时，他也能及时意识到严重性，做好一百分的配合。

五、白内障手术算是“小手术”吗

在眼科，白内障手术算是比较常见的手术了。我也常听到这样的说法：白内障手术嘛，就是个小手术，没什么好担心的！

说它“小”，确实有几分道理：白内障手术的切口只有 2 ~ 4 毫米，而且手术时间也很短，顺利的话，可能几分钟就能完成。

但是要是从复杂程度上来看，白内障手术就绝对不能算“小手术”了。在手术分级制度里面，它是三级手术。有一部分复杂情况还可能会被归为四级手术——这可是手术分级里的最高等级了！由此可见，白内障手术的风险程度、难易程度都不一般。

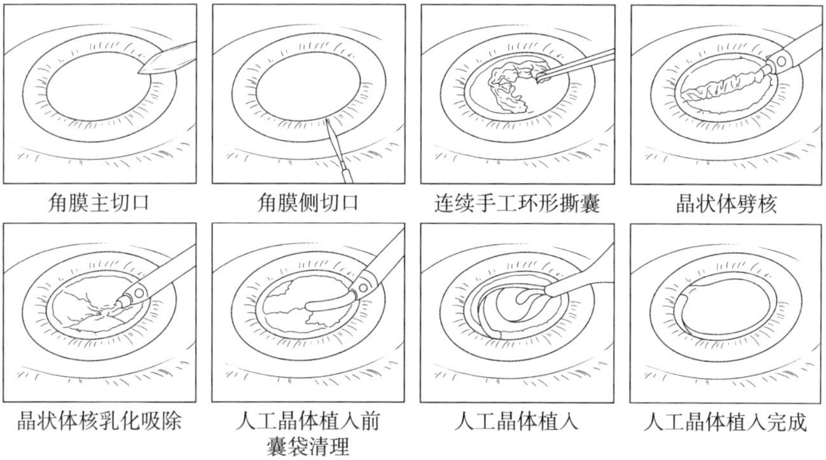

白内障手术：1. 超声乳化白内障吸除术；2. 置入人工晶体示意图

这个“大小难辨”的手术，到底是怎么做的呢？

不知道你有没有听过那个冷笑话：把大象装进冰箱需要几个步骤？答案是两步：第一步，把冰箱门打开；第二步，把大象装进去。

我向患者解释白内障手术的时候，也是这么说的：白内障手术就两步，第一步，把已经混浊的晶状体取出来；第二步，把人工晶体装进去。

当然啦，这是极简版的说法。如果要细说，其实每一步都有不同的选择。

第一步，要把混浊的晶状体取出来，我们有不同的操作方式。现在比较常见的方法叫作“晶状体超声乳化术”，就是利用超声波，把混浊的晶状体乳化成小块和粉末，然后利用负压吸引把它们吸出来。

除此之外，还有一些其他的方式，比如由医生手动进行小切口囊外摘除——不过这种方法现在用得越来越少了，因为伤口大，术后散光大。

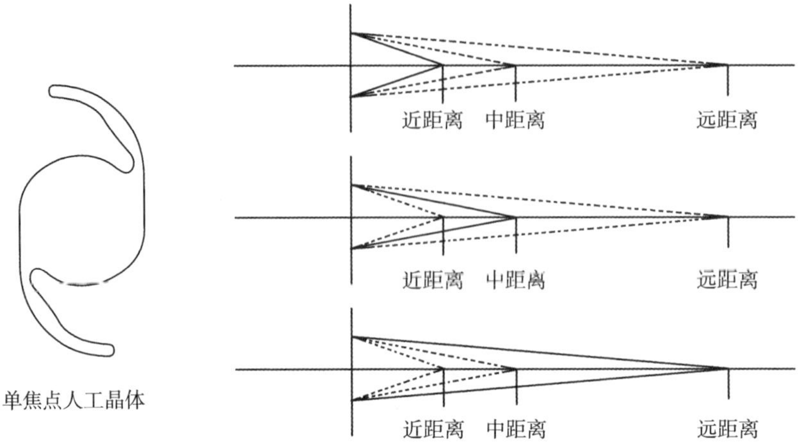

单焦点人工晶体示意图

第二步，替换人工晶体，也有不同的类型可以选择，常见的可以分为两类：单焦点人工晶体和多焦点人工晶体。

单焦点人工晶体，顾名思义，就是只有一个焦点，光线会被聚焦在同一个位置上。

我们年轻时，眼睛里的“原生晶状体”有很强的调节能力，所以我们可以看清楚远、中、近各个范围内的物体。但换成了单焦点人工晶体，光线只能聚焦在一个位置上，我们的视力范围就没那么灵活了。如果聚焦于看远的范围，那看近处就会不清楚，需要戴老花镜；反之，如果聚焦于看近的范围，那就没法看清远处的东西，需要戴近视镜。

虽说做了手术后，视力肯定会有明显的提升，但是近视镜和老花镜，肯定是免不了要选一个了。

所以，选择单焦点人工晶体时，我们会事先和患者商量焦点的位置。如果平时经常开车或者打球，需要看远的情况比较多，那就选择远距离焦点。如果要长期伏案工作，或者做一些比较精密的近距离工

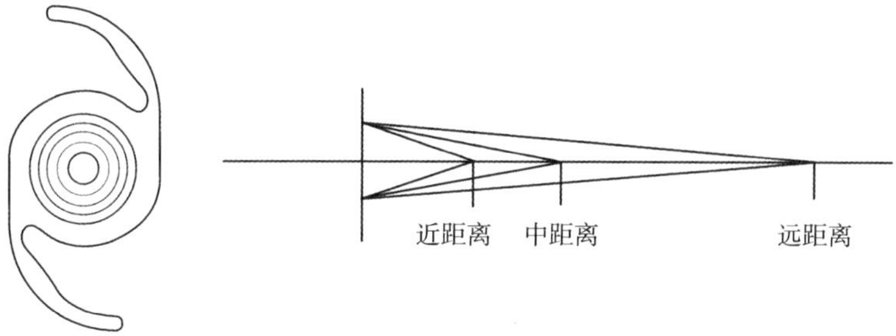

多焦点人工晶体

多焦点人工晶体示意图——光线被分成三份，形成不同焦点

作，那选择近距离焦点，就省得戴老花镜了。

多焦点人工晶体可以很好地改善这种不方便的情况，它能在远、中、近不同位置汇聚光线，形成焦点。不过，它并不是像我们的原生晶体一样可以调节，而是将光线分成了几份，每一份都有不同的焦点，以此兼顾远、中、近的视力范围。当然，正因为每一个焦点都是部分光线形成的，视觉效果也会比单焦点的略逊一筹。而且，这种晶体还挑人，并不是谁都能选的，需要一个比较“标准”的眼部环境。如果有高度近视、严重的散光或者眼底病变，那就不太适用了。

除了这两种常见的人工晶体，还有一些特殊的类型。比如对于散光度数较大的患者，可选择能矫正散光的人工晶体，每个人可以按照具体情况来选择。

六、私人定制，每一项检查都算数

关于白内障手术，还有一个经典的问题。总有人忧心忡忡地问我：“听说白内障手术做了之后，还会复发，这是真的吗？”

在少数情况下，白内障手术术后会再次发生视力模糊，这叫“后发性白内障”，我们医生习惯称它“后发障”，它并不等同于“复发”这个概念。囊外摘除晶状体后，晶状体后囊上残留的上皮细胞增生，在瞳孔区形成半透明的膜，或出现纤维机化，阻挡了光线进入眼内造成术后患者视物模糊，称为后发性白内障。出现这种情况并不是手术失败了，而是部分患者的个体反应，只需再打一次激光即可完全消除，而且也不用打第二次。所以，对于术后复发的疑虑是没什么必要的，反倒不如把更多的精力用在术前检查上。

正因为白内障手术“不小”，而且方案多样，所以术前检查非常重要。每个医生最害怕的就是听到患者的质疑：“用得着查那么多吗，也太麻烦了！”

白内障的术前检查有多重意义：一是判断要不要做；二是判断能不能做；三是选择怎么做。

要不要做，取决于眼部现在的视力状况如何，做了之后能改善多少。通俗来说，就是现在的状况值不值得“动刀子”。这一步一般需要做常规的视力、视功能检查，还可能会进行验光，看看能不能通过配眼镜暂时地解决问题。

如果经过了第一步检查，觉得有必要做手术，那就要面临第二个问题：能不能做。所有的手术都不是想做就能做的，白内障手术也同样，医生需要通过全面的眼科检查来判断手术风险程度如何。这一步就包括用裂隙灯查看眼睛结构是否有异常状况，通过眼压计来检查是否有眼压升高，等等。

如果这些检查都做完，医生看了之后，觉得没问题，能做。那么就来到了术前检查的最后一个环节：判断怎么做。

每个人的眼睛都是独特的——这句话从眼科医生嘴里说出来，不是浪漫的告白，而是精密的计算。我们需要测量角膜曲率、眼轴长度等相关数据，还要计算人工晶体的度数，根据患者的看近或者看远的需求来制订手术方案。所以，看似繁杂的术前检查，没有一项是浪费的。

我常说，一台眼部手术效果好，医生的成功只占一半，另一半在于患者的配合。对于白内障手术来说也是如此。患者做完手术回家了，其实治疗还在继续：

医生开的眼药水和眼膏得按时使用，这是用来预防感染的；

不论是眼睛进了睫毛还是吹了风，都得忍住不去揉它，避免让手术伤口开裂或感染；

避免剧烈运动，这是为了防止人工晶体的位置异常；

注意休息，避免长时间用眼，特别是看电子产品。因为手术后视力会有短期不稳定，眼睛更容易疲劳，这时候过度用眼会影响整体的视力恢复效果。

医生做一台白内障手术可能只要几分钟，但患者回家后的休养可要长达几个月，从这个意义上来说，白内障手术还真不能说是“小手术”！

看了这么多白内障患者，我才发现，就连治疗白内障这种“眼中大事”，一千个人也有一千种答案。有些人会急不可待地就想做手术，因为这样才能更好地工作，而有些人则是反过来，因为工作太忙而要推到退休以后再做；有些人追求看清远处的世界，而有些人则更重视看清身边的环境。就像白内障手术一样，人生的很多时候都没有标准答案，只有权衡利弊后的舍与得。

第九章

医生，我是不是长了黄斑

一、医生，我是长黄斑了吗

这天，有位大叔拿着眼底检查报告急匆匆地找我，开口就问：“陶医生，你快看看，我这个眼睛里面是不是有黄斑？”

我有点哭笑不得：“是的。你有，我也有，我们每个人都有的！”

他听到这个意料之外的回答，愣住了。

我继续跟他解释：

“黄斑”并不是一种病，而是眼底的一个重要结构。它位于视网膜的中央位置，在眼底照相时，我们可以看到一小块均匀的深橘红色，那就是黄斑了。黄斑是视网膜上视觉最敏锐的区域，因此也被叫做“眼底的心脏”。因为它处在视网膜中心区，我们看东西时，最中间的视觉区域就是由它负责的。而且，它还管理着色觉和精细视觉，我们能欣赏到缤纷艳丽的世界，能看清树叶的脉络和书籍尾注里的一行行小字，都得归功于这个“黄斑”。

所以，你要是看到自己的眼底照相片子里面有一块暗淡的斑点，就以为那是疾病的表现，那真是太冤枉黄斑了！它可是负责了我们80%以上的视觉信息的大功臣。

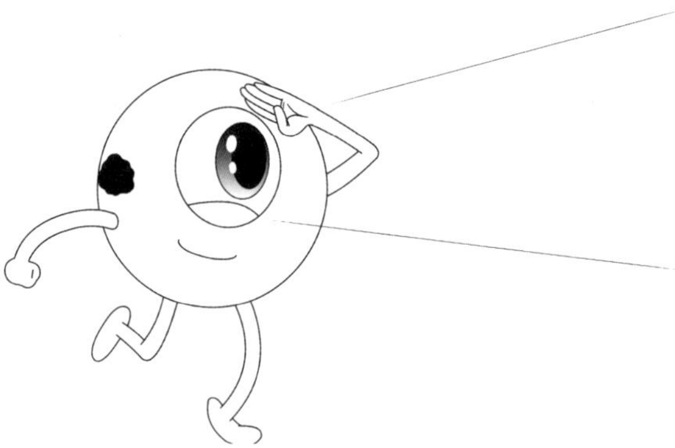

黄斑是一个正常的眼底结构

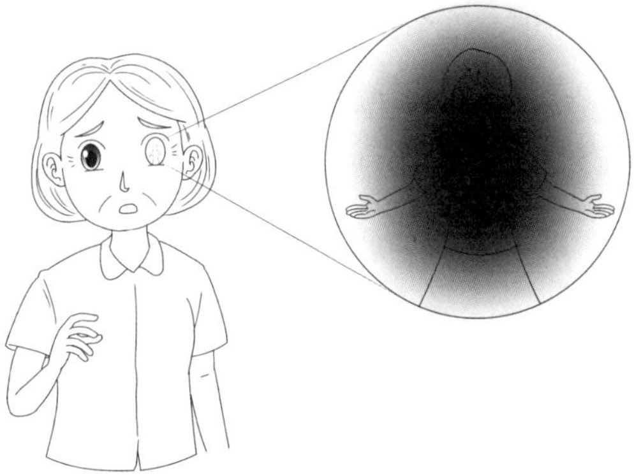

黄斑病变患者只能用余光感受女儿脸庞

正因为黄斑如此重要，当它出问题的时候，就很有可能严重影响视力。我有一位黄斑病变的患者，她是一名幼儿园老师，陪伴过上百个孩子的成长，但却因为这个病，连自己女儿的脸都无法看清。因为黄斑变性，她的中心视力严重受损，也就是当她直视某个地方的时候，中间的视野是模糊的。如果她想看女儿的脸，只能盯着女儿的脖子，用余光残留的视力大致感受女儿的脸蛋是胖了还是瘦了。

除了这类中心视力下降的症状，黄斑病变还会引起各种各样的视力受损。比如中央视野的缺失，或者看东西七扭八歪地变形、对颜色的感知产生障碍、因看不清细节导致的阅读障碍，等等。如果黄斑病变没有及时得到治疗，最终还可能导致彻底失明的严重后果。

二、黄斑病变会导致失明吗

黄斑病变很难在一个章节里完全说清楚，因为它并不是单一的疾病，而是所有在黄斑区可能发生的疾病的统称，它们的病因、表现和严重程度都不太一样。

先说一种比较特殊的病是“中心性浆液性脉络膜视网膜病变”。它特殊在哪呢？跟着我一起“看”了这么多眼病，你肯定有个总体的感觉：大部分常见的眼病，都是随着年纪增长、身体衰老，越来越容易发病的。常见的飞蚊症、白内障就都是如此。而这个中心性浆液性脉络膜视网膜病变的不同之处就在于，它专挑年轻人发病，经常发生在 20 ~ 45 岁的青壮年身上，其中男性的发病率又高于女性。熬夜、疲劳、休息不好、压力大，是这个病的危险因素。

得了中心性浆液性脉络膜视网膜病变，可能会造成中心视力的轻微下降，不过一般不太严重，也有患者会感觉中心视野有个小小的暗点或者阴影，看东西会有大小异常或颜色轻度改变。正常情况下第一次得中心性浆液性脉络膜视网膜病变的危害性不大，休息一段时间后可以自愈。但如果反反复复得这个病，就要及时接受治疗了。

黄斑区还有一种疾病叫黄斑前膜，就是在黄斑区的视网膜和玻璃体之间，又多了一层纤维细胞增生产生的膜。随着这层膜越变越厚，慢慢地就会挡住黄斑的中心部位，影响光线的正常投射，从而影响视力，导致视物变形，例如看门框觉得直的变成弯的了。不过，黄斑前膜一般进展比较缓慢，不会出现一觉醒来视力骤然下降的情况。只要及时治疗，危害也不会很大。

看到这里，不知道会不会有人长吁一口气：不是说黄斑病变会失明吗，怎么这些病看起来都还好呢？先别急着放松，接下来介绍的两种黄斑病变就要“画风突变”了，它们都可能会导致视力严重受损，如果没有及时干预，是有可能导致失明的！

首先是高度近视患者要格外小心的黄斑裂孔。黄斑裂孔顾名思义就是黄斑区的视网膜破了个孔，那对视力的影响自然是很大的，不仅

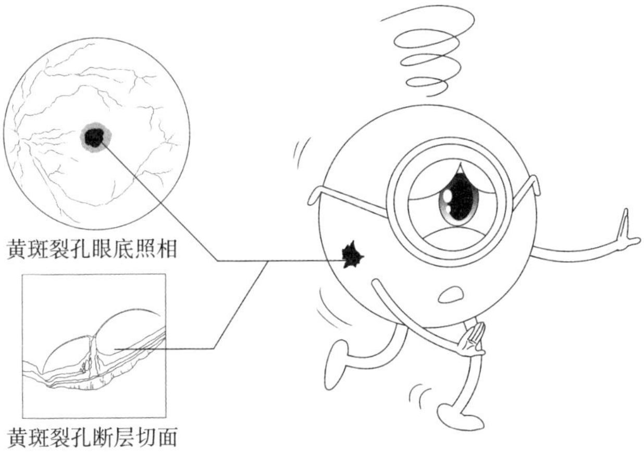

黄斑裂孔示意图

有可能会引起视力减退、视物变形，还可能导致色觉减弱、视野缺损等。如果不及时处理，破了孔的视网膜越来越脆弱，最终可能会导致视网膜脱离。

为什么说高度近视要格外小心这个病呢？

因为高度近视的人，眼轴比正常人长了很多，他们眼底的视网膜长期以来都处于被拉扯的状态，变得越来越松，非常脆弱。特别是随着年龄越来越大，还可能会同时发生玻璃体液化——就像在飞蚊症那里写到的一样。在这个过程中，高度近视者的视网膜受到的牵引力更大，也就更容易发生黄斑裂孔。所以，在眼科诊室中，你会发现很多黄斑裂孔的患者本身就有高度近视，尤其可能是年龄超过四十岁的高度近视者。这也是我们为什么经常提醒高度近视的人要定期进行眼底检查。

还有一种很常见、后果也可能很严重的黄斑病变，就是老年性黄斑变性。听名字就知道，这个病最主要的病因就是年龄增长，一般发生在 50 岁以上的老年人身上。不过，并不是所有的老年性黄斑变性都会发展得很严重。这个病分为干性的——萎缩型年龄相关性黄斑变

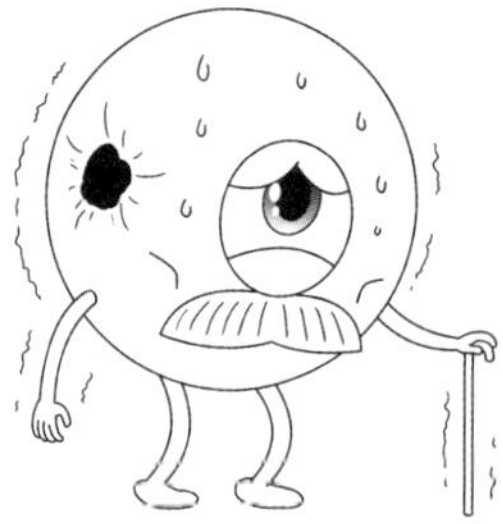

萎缩型年龄相关性黄斑变性

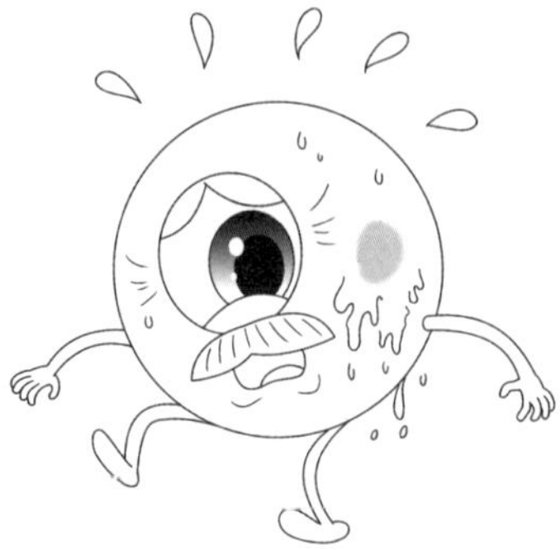

渗出型（湿性）年龄相关性黄斑变性

性，湿性的——渗出型（湿性）年龄相关性黄斑变性。简单来说，干性的就是视网膜色素上皮发生了萎缩，而湿性的则是视网膜下面的血管层新生出了异常的血管，还会向外渗出血液和其他液体。乍听起来，是不是大家都会认为湿性的要更加严重？没错，事实就是如此。萎缩型年龄相关性黄斑变性视力也会下降，但变形不明显，而且一般也不会有突然视力骤降的风险。而渗出型（湿性）年龄相关性黄斑变性有可能突然破裂出血，一夜之间，视物不见。所以，早发现、早控制，对于防治这个病来说意义重大。

我接诊过一位老人，三年前就诊断出了黄斑变性，当时我建议他接受打针治疗，可是他却总是推说要带孙子，没时间，觉得当下视力还能用，等以后清闲了再做也不迟。好不容易等到三年后，把孙子送到幼儿园了，他再来医院想要打针，但是这时已经拖了太久，他的视力受损非常严重，局部形成了瘢痕，简单来说，就是眼底形成了“老茧”，即使打针作用也不大了。严重受损的视力是无法逆转的，我们强调尽早治疗，就是为了尽可能地维持现存的视力。

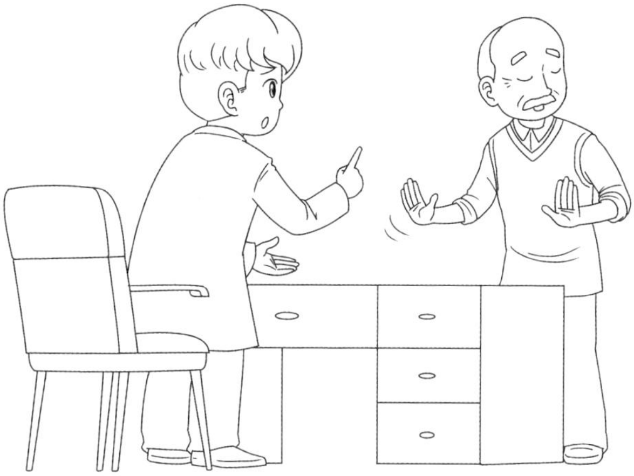

劝说老人尽快治疗，老人拒绝

这个老人的事情令我觉得非常可惜。很多老人都是这样，自己的事儿总觉得可以等一等，再等一等，把子女、儿孙的事情放在最前面。但是和身体健康有关的事情，怎么能经得起一等再等呢？真希望这样操心了一辈子的老人们，对待自己的健康问题能“自私”一点儿！

三、你的世界“扭曲”了吗

黄斑病变的及时治疗对于后续视力的维持和恢复如此重要，那怎么才能尽早发现呢？

定期的眼科检查当然是必要的。除此之外，我这里还有几个“妙招”，可以在日常生活中进行自测，而且不需要什么成本，非常便捷，你现在就可以拿起对照着试试看。

自测黄斑变性需要用到一个道具：阿姆斯勒方格表。其实，用小学时写作文的方格稿纸也可以。

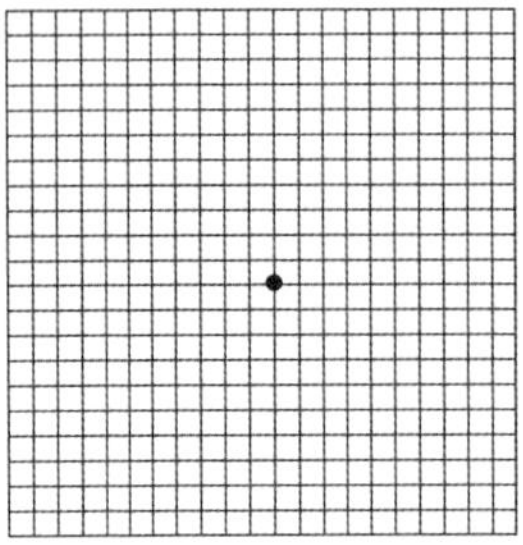

阿姆斯勒方格表

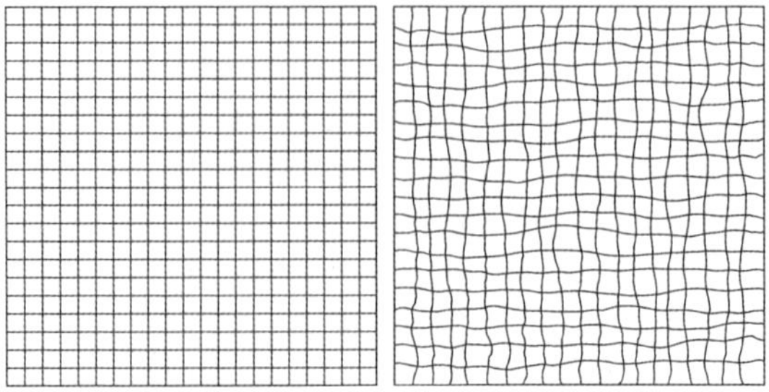

描画的歪歪扭扭，说明已经出现视物变形

先准备好一支笔。用手遮住一只眼睛，尝试沿着阿姆斯勒方格表或方格稿纸中的水平线、垂直线分别描画，看看能不能做到横平竖直。然后可以再换成另一只眼睛试试。如果画出来可以和方格表中的线条基本重合就算过关，如果画出来是歪歪扭扭、弯弯曲曲的，就说明你已经出现了视物变形，可能是早期黄斑变性的征兆，需要尽快去医院接受专业诊治了。

平时手边没有阿姆斯勒方格表或方格稿纸的时候，也有几个简单的判断方法。比如可以观察有直线的物体，像是家里的门框、窗台、桌沿等，看看它们是不是笔直的。或者用手盖住一只眼睛，用单眼注视前方，看看视野的中央有没有出现暗点的遮挡，这些简易的方法可以用来辅助判断是否出现了黄斑变性。

如果说你把上面的小测试都做了，既能画出横平竖直的线条，单眼的视野中也干干净净、清清楚楚，没什么异常，那么恭喜你，黄斑变性离你还比较遥远！

怎么保持住这个健康的状态呢？下面有一些在生活中预防黄斑变性的方法。其中的一项可能会非常出乎意料！

第一，做好眼部保护。黄斑区是敏感的，也是脆弱的。强烈的紫

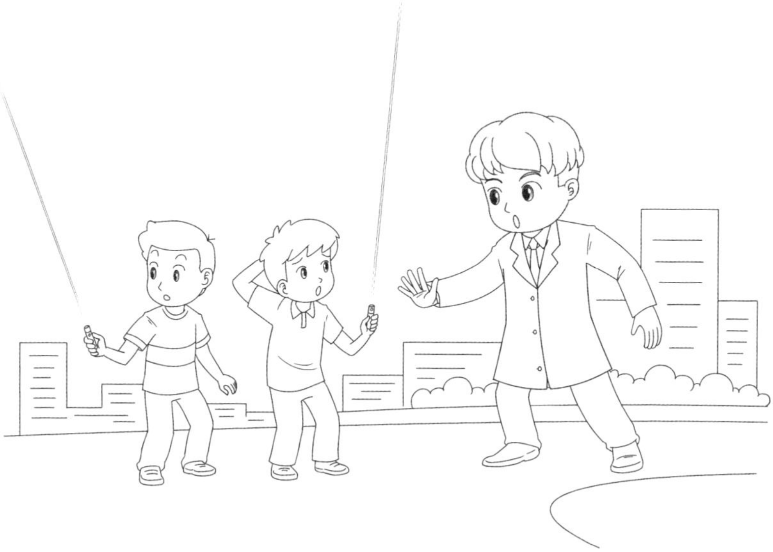

青少年应避免玩激光笔

外线，或者外力的猛烈撞击，都有可能让它受伤。所以，去阳光明媚的户外活动时戴上墨镜，进行剧烈运动时做好防护，这些都是基础操作。特别要提醒的是还处在发育阶段的青少年，本身黄斑区就比较脆弱，加上还在活泼好动的年纪，更需要家长好好留意，青少年不要在危险的地方奔跑、打闹，避免一不小心造成黄斑区的出血、水肿甚至黄斑裂孔。有一些激光类的玩具，如果使用不当，也可能会伤害到黄斑区敏感的视网膜，家长一定要多多注意，做好监督。

第二，有些食物对黄斑区的健康很有好处。黄斑之所以“黄”，是因为构成它的主要色素成分——叶黄素和玉米黄素。它们俩在黄斑区的作用可大了：不但能够过滤蓝光，保护眼睛免受损伤，还有抗氧化的作用。这两种营养素都是人体无法合成的，只能通过食物来获得。所以我们经常说，要想眼睛好，就得多吃富含叶黄素、玉米黄素

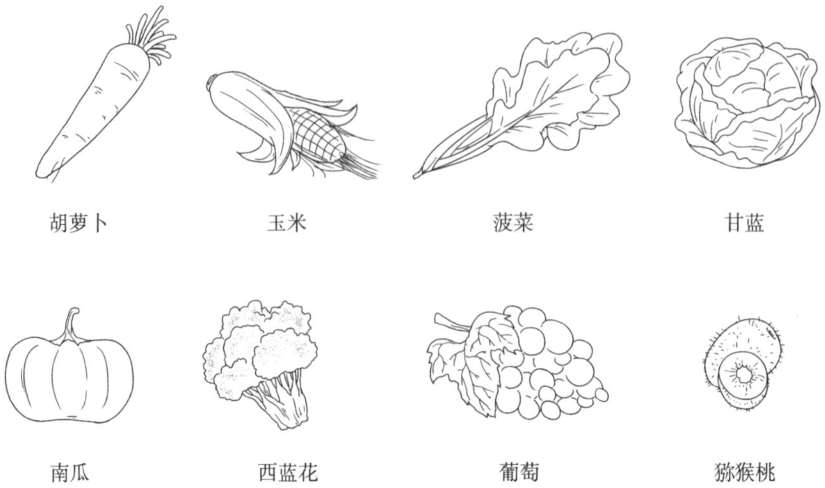

叶黄素多的食物示意图

的食物，例如胡萝卜、玉米、菠菜、甘蓝、南瓜等，如果感觉自己平常的饮食中吃得不够，也可以单独买补剂来吃，只要认准含有叶黄素成分的正规产品就行，没必要买太贵的。

除这两种营养素之外，维生素 C 和维生素 E 对于黄斑区的健康也是有益的，它们可以分别从水果和坚果中获得。

第三，预防黄斑病变的要点是戒烟，同时也要尽量避免二手烟。吸烟容易加速黄斑区的退化，经常吸烟的人，黄斑病变的风险会升高。

第四，保持一个好心态、好心情。这一点很特别。我对患者提到这一点的时候，总能收到很诧异的反应：“怎么，视力还跟心情有关呢？”

还真不假！中心性浆液性脉络膜视网膜病变尤其是如此。这个病的很多患者，特别是中年男性患者，都有这样的特征：心理压力大、心情不畅、性格暴躁。有一次，我简单问了症状之后，扭头问患者身边陪着的伴侣：“他平时是不是工作挺忙的，脾气也不太好？”这么一问，好像一下子说进她心坎里了，一边频频点头，一边惊讶我可以“以眼识人”。她告诉我，她老公经常上夜班，休息不好，压力也特别大，工作上也经常和人发生争执。这次发病，就发生在连续熬了几天大夜之后。其实，倒不是我真有听其言，观其眸，识人于微的过人本领，而是中心性浆液性脉络膜视网膜病变患者的一大特性就是如此。他们长期处在高压导致的皮质醇升高的应激状态，增加了这种疾病的发病概率。所以，我也劝他，不论工作的情况怎么样，都要努力改改性子，培养一些修身养性、减轻压力的爱好，比如阅读、散步、冥想等，而且尽量保证充足的睡眠。把心态养好，你会发现“眼明心亮”这个说法还真有它的道理！

另外，高血压、糖尿病患者发生黄斑病变的概率也会更高。这些患者想要降低黄斑病变的风险，就必须在生活中用合理的饮食、运动、药物相结合的方法，严格地控制自己的血糖、血压、血脂等指标。

最后，很多黄斑病变的预后都和治疗是否及时有很大关系，所以定期眼部检查，及时发现病情是很重要的，尤其是高度近视或年纪较大的人群，一定要密切关注自己的眼部健康。

四、病情当前，需要果断决策

黄斑病变怎么治疗？这个问题没法一概而论，不同类型的黄斑病变发病原理不一样，自然对应着不同的治疗手段。笼统来说，黄斑病变的治疗方式可以分为三种。

第一种是眼内注射，严格来说是玻璃体内注射，通俗来说就是打针。对于渗出型（湿性）年龄相关性黄斑变性来说，打针是目前全世界公认的首选治疗方案，可以很好地稳定甚至提升患者的视力。但它是没办法彻底祛除病变的，只能起到控制病变的作用，药物作用有效期一般是 4 ~ 6 周，之后不能阻止病变复发。所以，即使在视力稳定之后，也可能需要定期重复注射，控制病情。而且，如果渗出型（湿性）年龄相关性黄斑变性拖了太久没有治疗，视力已经严重损害之后，再去打针，就很难挽回损失的视力了，所以我才会再三强调老年人定期做眼底检查的重要性。

除此之外，糖尿病或其他疾病引起的黄斑水肿，也可以通过玻璃体内注射来治疗。

第二种是激光治疗。在眼内注射的药物普及之前，激光疗法也常用于治疗糖尿病等疾病引起的黄斑水肿。它的原理是利用激光破坏掉缺血的视网膜，减少病理性细胞因子的释放，将有限的氧气供应给健康的视网膜，可以说是“弃卒保车”的治疗。激光治疗只能控制病变，不能提高视力，而药物治疗能提高视力，并且不用“弃卒”，慢慢地就取代了激光疗法。现在，激光治疗一般会用在中心性浆液性脉络膜视网膜病变的治疗中。

第三种是手术治疗。对于黄斑前膜、黄斑裂孔这些黄斑区发生了物理改变的疾病，就需要通过手术的方式来治疗。比如黄斑裂孔，需要手术切除病变的玻璃体并注入惰性气体或者硅油，通过气体 / 硅油（比水更轻，所以浮在眼内液体上面）的顶压，辅助黄斑裂孔进行自愈。如果裂孔特别大，没办法自行愈合，可能还需要用剥离下来的内界膜进行填充。这个手术做完之后，患者需要维持俯卧位一周的时间，目的是保证填充的气体或者硅油顶压住黄斑区，促进裂孔的愈合。

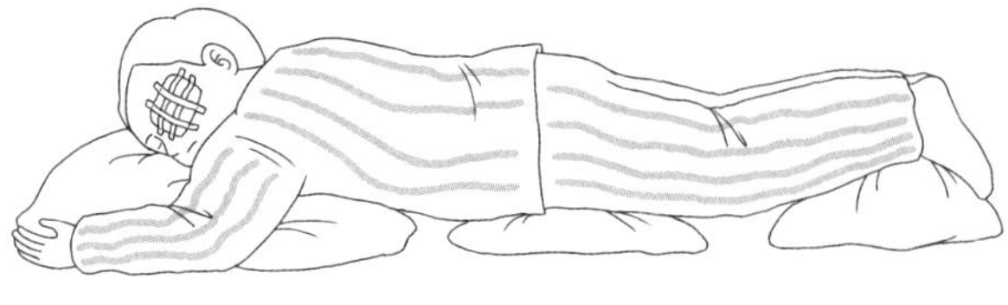

术后患者应采取俯卧位休养

我们接到过一位高度近视 700 多度的患者，检查出黄斑裂孔的当天就果断办了住院手术，术后要求他俯卧休养，他也都严格执行了，后来视力恢复得非常好。像他这样的情况，如果发现得晚、没有及时手术，原本就因高度近视而十分脆弱的视网膜很可能承受不了黄斑裂孔的压力，造成视网膜脱离等严重的损害。当他的检查结果出来时，我们都替他捏了一把汗，同时也庆幸他来得够及时、手术决定做得够果断。

作为眼底最精细、最敏锐的结构，黄斑对我们的视力有着最主要的贡献，黄斑区的病变则会对我们的眼部健康造成各种深刻的影响。令人啼笑皆非的是，很多人在做检查时，一听见“黄斑”俩字，就觉得大事不妙，以为自己得了病。有些人更是在医生开口之前，就先声夺人地发问：“我是不是有了黄斑？”也许他们是在网络上看到了“黄斑病变”的科普，但是因为耐心或者细心不够，只囫囵吞枣地看了一半，或者看到的压根就是“假科普”，发布者本身就是一知半解的门外汉，却让其他有需求的患者把错误的信息当成了知识和真理。

乐于学习、提前预防，是一件值得鼓励的事情，但是在信息爆炸的环境里，真假信息鱼龙混杂，大家还是要小心求证，兼听则明，不能听风就是雨，以免以讹传讹，尤其事关健康问题，更要关注具权威性的科普信息来源，要是耽误了自己和家人的身体健康，可就是大事了。

第十章

老视的解决攻略

一、近视眼加老视，能负负得正吗

有一天我在路上，听见两个上班族一边走一边聊天。其中一个愁眉苦脸地说：“最近加班太狠，我近视度数肯定又增加了，到晚上的时候感觉眼睛都快看不清屏幕了！”另一个小伙伴安慰她：“没事儿，反正咱这年龄也快老花了，听说近视能抵消老花，也是好事儿！”

可惜我们双方当时都步履匆匆，擦肩而过，要不我怎么也得停下来和他们好好聊一聊。趁着他们还年轻，把这个流传甚广的眼科谣言给遏制住。

不知道有多少读者听过这样的话：

“近视的人老了就不会得老花眼了！”

“近视的人，上了年纪一老花，就可以负负得正，抵消了！”

各位，如果下次再听到这样的话，可要帮我个忙，让这些谣言终止在你们这里。

大家对老视有一个最大的误区，就是认为它是一种“病”。其实这种说法是不太严谨的。

老视是个自然的生理过程。我们前面介绍飞蚊症时，把眼睛功能的老化、退化与我们皮肤长皱纹类比，老视也是这个道理，它们都体现着身体功能减弱的自然趋势。既然如此，那么“近视的人不会老视”的说法自然是不对的。近视的人也会老，只要身体会衰老，就有可能得老视。

还有很多人觉得，近视和老视可以相互抵消，近视的人年老的时候，视力问题就没那么严重了。对此，我只能说：梦想很美好，可惜难成真。

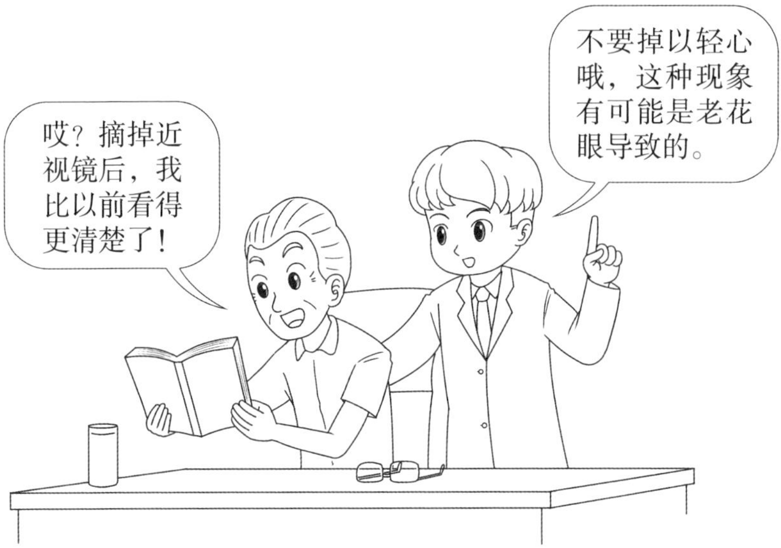
哎？摘掉近视镜后，我比以前看得更清楚了！
不要掉以轻心哦，这种现象有可能是老花眼导致的。

近视的人在老视后觉得清晰了，欣喜若狂，专家在旁边科普

没错，近视看远时费劲、老视看近时费劲，但这不意味着它们俩相加时可以刚好抵消，反而有可能变成看远、看近时都费劲，还得靠不同的镜片解决问题。

之所以有的人觉得近视眼得了老视以后“抵消”了，是因为300度以内的轻度近视，在刚开始出现老视的时候，会感觉读书看报好像摘了眼镜反而更清晰。于是就认为老视的出现抵消了近视度数。但其实，随着年纪继续增长，老视程度逐渐加重，这种效果就会慢慢减弱，最终仍然会发展成需要戴老花眼镜来看近处、需要戴近视镜来看远处的两难境地。

老视不一定只会在步入老年以后才出现。对于正视眼的人来说，45岁左右，会感觉有点“花”了，也就是说手机、书放在近处开始看起来费劲了，如果有轻度远视，这种感觉会提前，例如提前到40岁

出头就会感觉“花”。对于近视的人来说，最常见的表现就是：戴着眼镜看近处的时候变得特别费劲，有的人埋头吃饭时，连碗里的米粒都看不清了，把眼镜一摘，反而感觉好多了。其实这就是老视的征兆。

二、老视、远视眼，有什么区别

对于老视的另一个普遍误区，是觉得老视就和远视眼差不多，都是看不清近处嘛！

其实，这两者根本不一样。而且，有远视的人，同样也会再得老视。

这是因为，老视与远视眼的发病机制完全不同。不论是远视还是近视，都是因为屈光系统发生了改变，导致光线聚集的焦点位置不对。而老视则是因为眼球调节对焦的能力下降了。

如果把眼睛想象成一台相机，年轻时的晶状体就像镜头一样，可以通过前后的拉伸，看清楚近处、远处的物体，拍出清晰的照片。而远视的人，就相当于相机镜头拍近处的聚焦功能坏了，当你想拍一张近景时，会发现怎么都对不上焦。当然，近视的人就相当于拍远处的聚焦功能坏了。而老视则相当于镜头拉伸远近焦距的速度变慢，镜头切换焦距的功能变得不灵敏了——它的根本原因，就是晶状体的弹性变差，睫状肌的力量变弱了。

所以，老视的人从看远处切换到看近处时，眼睛不能一下子就调节过来，得调节好一会儿，给人的直观感受就是看不清近处，很多人因此才会误以为老视和远视一样。

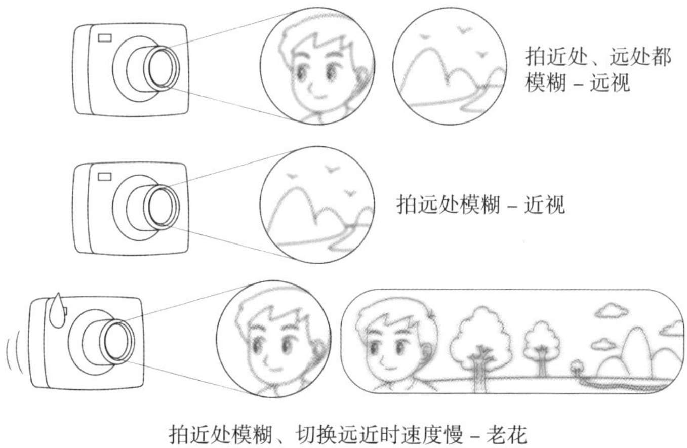

远视、近视、老视对比示意图

远视的人可能会更早出现老视。一般的表现是视疲劳的感受越来越频繁，严重时甚至会觉得头昏脑涨，特别不舒服。也有的人会明显感觉到自己在转换看远、看近的时候，眼睛的适应能力下降了，要好半天才能看清。发生这些情况，都说明要开始警惕老视了。

三、锻炼眼睛，也得“举铁”

老视是自然的生理现象，会随着人的年龄增长慢慢出现。但是，我们也有一些办法尽可能预防它，或者推迟它出现的时间。

眼睛的调节能力和身体的很多功能一样，都是用进废退。现在很多人的工作得一直坐在办公室里，对着电脑敲敲打打，时间久了，要么肩颈僵硬，要么腰酸背痛，总之就是哪哪儿都不舒服，就是因为身体缺少应有的锻炼。所以人们才常说：生命在于运动。不光身体是这样，需要多多活动才能保持健康，眼睛也能从运动中受益。

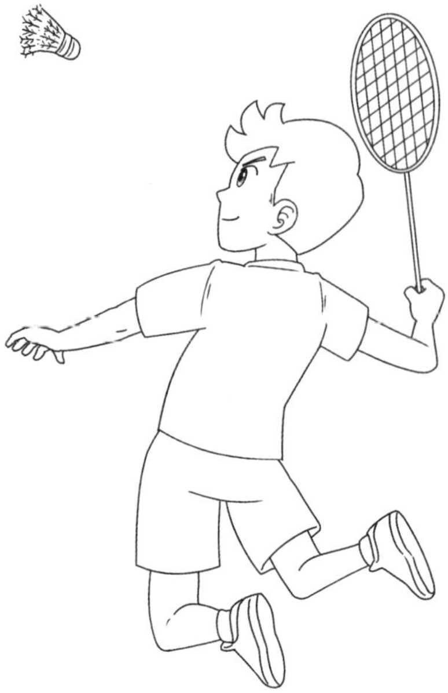

球类运动对预防老视很有帮助

我推荐的第一个预防老视的方法，就是多运动，特别是户外运动，比如散步、慢跑、登山等。在开阔的环境中运动，不仅可以锻炼身体，也能更好地帮助眼部放松，促进眼部的血液循环。

球类运动对预防老视也特别有帮助，最典型的就是羽毛球。因为打球时不仅腿要跑，手臂要挥动，眼睛也特别忙，需要密切关注球的动向。打羽毛球的时候，球一会儿飞远了，一会儿又冲自己回来了，眼睛得一直盯着它，睫状肌就得不停地收缩和舒张，眼部肌肉的功能也得到了锻炼和强化。

打羽毛球锻炼眼睛，就和去健身房锻炼身体肌肉一样：希望哪里更强壮，就专门锻炼哪一块的肌肉。盯着羽毛球在空中来回飞来飞去，就是一项眼睛的针对性训练。不光能预防老视，青少年想预防近视，也可以多多打羽毛球。

除了运动，还有一种比较“懒”的办法，坐着不动就可以锻炼到眼睛。这种方法需要用到一个特殊的工具——反转拍。反转拍由两块镜片组成，一块是正镜片（凸透镜），一块是负镜片（凹透镜）。通过正镜片看东西时，眼睛会比平常省力一些，所以眼内的肌肉也会更加放松，而透过负镜片看东西时，就要费劲儿一些，需要眼内的肌肉更加努力地工作。使用反转拍训练的原理，就是让眼睛在放松、用力之间不断切换，锻炼它的调节能力。这和健身也很像：举一组哑铃，休息一会儿，再重复动作，如此反复地刺激手臂的肌肉，可以在短时间内让它得到频繁的锻炼，迅速变得更强壮。反转拍就像是我们眼睛的哑铃。

不同力量基础的人，需要使用不同重量的哑铃，才不至于误伤自己，同样，反转拍也需要选择合适的度数。第一次使用反转拍的人，要根据眼科医生或者专业验光师的建议来选择度数。

反转拍训练时，可以一手拿着反转拍，一手拿着配套的视力卡，放在面前，眼睛通过反转拍的镜片去阅读视力卡上的字，看清楚之后就迅速切换到反转拍的另一面，继续阅读。如此反复，每分钟可以切换 8 ~ 12 次，每天练习 2 次，每次 5 分钟。一般练个 15 天左右，眼睛的调节能力就会得到一定程度的改善，这时可以加大难度，选择字更小的视力卡继续练习。

除了专门的运动、锻炼，日常生活中也要注意用眼的方式。要想让老视晚点来，既不能让眼睛太累，也不能让它太“躺平”。这是什么意思呢？不能太累，就是尽量避免长时间的高强度用眼，看书、看电脑或者打游戏，都要适度进行，每几十分钟休息一下。尤其是很多不爱戴眼镜的远视眼，觉得平时生活上不戴眼镜问题也不大，但其

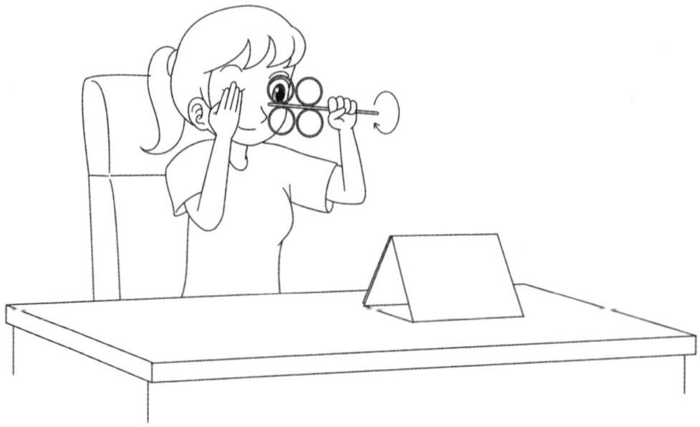

反转拍练习示意图：一手拿拍，反复转动反转拍

实，他们的眼睛在看近处物体时需要用更多力量去进行调节，不戴眼镜的时候，睫状肌就必须更加努力地工作，眼睛一直在“负重前行”，非常容易视疲劳。

那么，不能让眼睛过于“躺平”，这又是什么意思呢？对于高度近视的朋友来说，睫状肌不怎么需要调节，拉长的眼轴就能让光线聚焦在视网膜上，这导致他们的睫状肌一直处于不用努力工作的状态。近视眼的机制研究中就有“调节迟滞”，就是说，近视的朋友，即使没有到老视的岁数，睫状肌的调节响应速度就已经下降了。

因此，对于原本就近视、远视的人来说，要注意正确地佩戴眼镜，让眼睛劳逸结合，才能更有效地推迟老视的到来。

四、眼部抗衰跟我做

预防老视，讲究的是放松与锻炼双管齐下，让眼睛缓解视疲劳的同时，还能得到一定程度的锻炼。为此，我专门开发了一套眼部抗衰

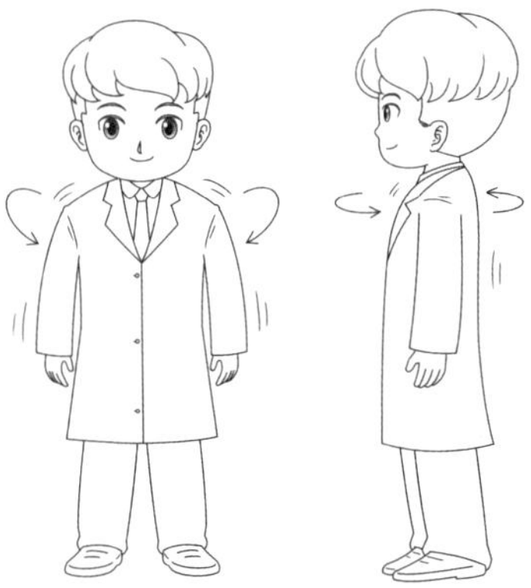

抗衰操组图：站立旋肩

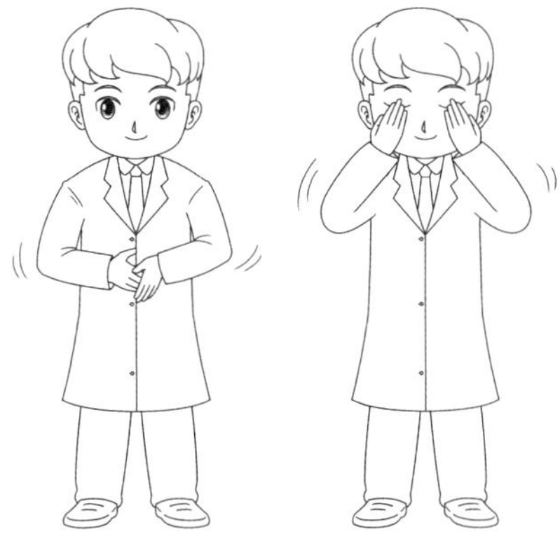

抗衰操组图：搓手、双手敷眼

动作，能够兼顾眼部肌肉的锻炼和放松，大家每天有空时可以多做几遍。这套眼部抗衰操作起来很简单，一共有四个步骤：

第一步，站立旋肩。肩部分别向前、向后绕圈大约 6 ~ 7 次，同时也可以转转脖子，活动一下颈部。这一步的目的是放松肩颈，让平时久坐僵硬的上半身血液循环通畅起来。

第二步，热敷激活。搓热双手，再用双手紧贴双眼，让手的温度传递到眼部，重复 5 ~ 6 次。也可以用热敷眼罩来代替这一步。我们在预防干眼症那里已经讲到了热敷对于眼睛的好处，可以促进眼部的血液循环，带走眼睛高强度工作时积攒的代谢产物，让眼部从疲劳状态迅速“满血复活”。

第三步，闭眼转珠。眼睛闭起来，让眼球顺时针，逆时针分别转动三圈。在转圈的过程中，眼睛周围的肌肉都能得到舒展和放松。

第四步，定睛前移。举出一根手指，放在面前，慢慢往靠近自己的方向移动，同时眼睛紧紧盯住指尖。当指尖移到某一个位置时，你会觉得眼睛非常吃力了，看不清楚手指尖了，这个点叫作“近点”。

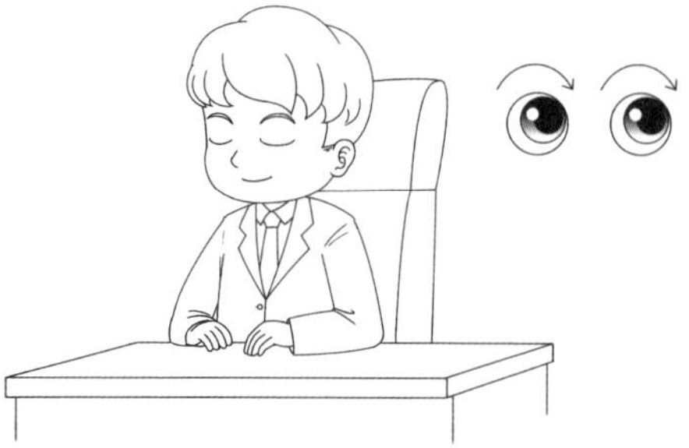

抗衰操组图：闭眼，转动眼珠

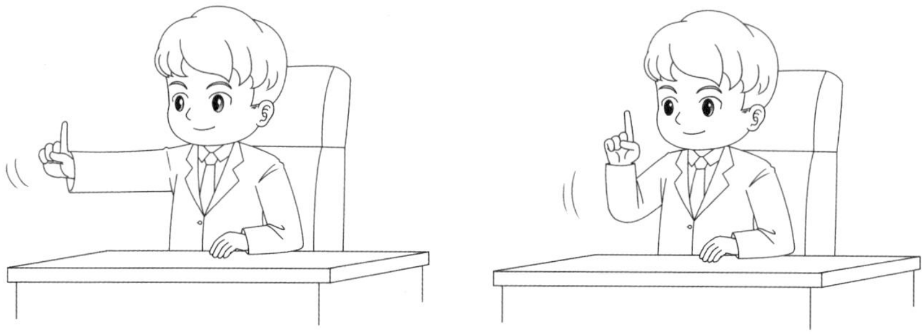

抗衰操组图：举出手指向眼睛方向移动，定睛看指尖

移动到近点时，手指保持不动，定睛注视 30 秒钟，然后继续向面部移动一根手指厚度的距离，再定睛看 30 秒钟。这一步和我们打羽毛球，紧盯着球的来去的原理类似，能够锻炼睫状肌的调节能力。

这个眼部抗衰操不需要场地，也不需要太多的时间，随时随地都可以练。每天时不时地练一会儿，就能让眼睛得到锻炼和放松，让老视来得再晚一些。

五、老视镜，别乱配

经常有得了老视的朋友来问我，有没有什么办法，能把老视“治好”？

我只能遗憾地告诉他们，老视不是一种“病”，当然，也就没什么根本的“治愈方法”。人不可返老还童，作为衰老过程的一部分，老视也是不能逆转回去的。

针对老视，我们只能“矫正”，没法“治疗”。

老视最常见的矫正方法，就是配老视镜。一般来说，如果眼睛原本没有近视、远视等问题，出现老视之后，只需要验配一副合适的老视镜就可以了，日常使用很方便，基本不会对生活造成什么困扰，就是添一副眼镜的事。当然，如果之前没戴过老视镜，还是得找专门的验光师或者眼科医院验配，不要自己想当然地随便买一副。如果度数不合适，反而可能加重眼睛的疲劳，让视力恶化得更快。

而对于原本就有近视或者远视的人来说，戴老视镜就更加没那么简单了，有时候可能还会变成一件特别痛苦的事儿。很多近视的人得了老视就得随身携带两副眼镜，一会儿戴这个，一会儿换那个，特别麻烦。

我就有过一位近视患者，几十年来工作、生活都戴着近视眼镜。在出现老视之后，他还得另外常备一副老视镜，去逛超市买东西，想看看说明书，要先把近视镜摘下来，再掏出老视镜戴上。有时候看完了，把老视镜取下来，却怎么也找不着近视镜了，在包里翻来翻去，急得焦头烂额，直到旁边人忍不住提醒：眼镜在你头上呐！才知道自己在骑驴觅驴。

好在，对于这种情况，现在已经有非常方便的解决方案了：渐进多焦点眼镜。这种眼镜在同一镜片上有远、中、近多个。平时走路，看风景的时候，用到镜片的上部看远；低头阅读时，用到镜片的下部看近；通过这种分区不同焦距的设计，能让佩戴者不用更换眼镜，就

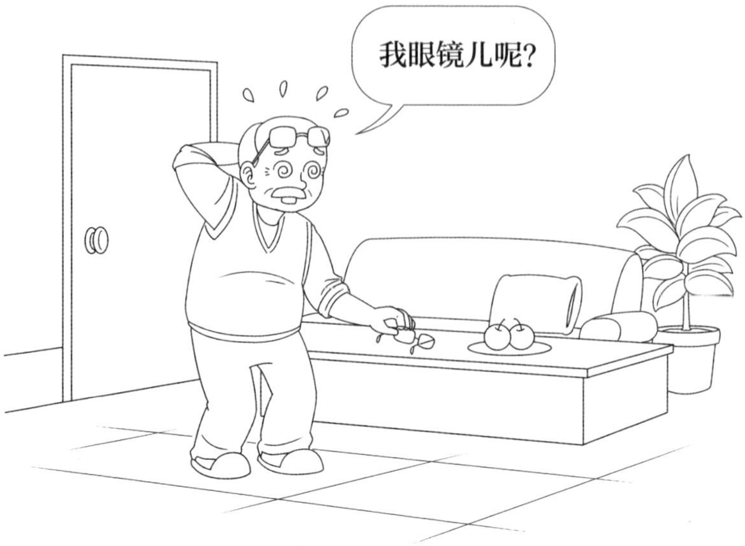

近视叠加远视，找眼镜成常态

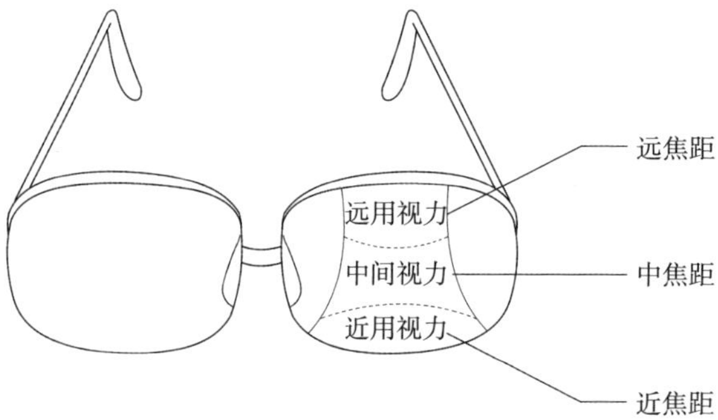

渐进多焦点眼镜镜片分区示意图

可以兼顾不同距离的视觉，再也不怕发生戴着眼镜找眼镜的囧事了。

有时候我会想，现在近视的人这么多，有了这些不断改进的矫正眼镜，有多少人的生活将会因此变得更方便呢？我们这一代人真的是赶上了好时候，日新月异的科技，多样化的选择，让很多问题都不再成为问题。

六、人工晶体，怎么选

老视除通过眼镜进行矫正之外，还可以做人工晶体植入手术。这个手术和白内障的手术类似，是把功能退化的晶体取出来，替换成人工晶体，让眼睛恢复正常的调节光线聚焦的能力。尤其是对于近视、远视的人来说，选择合适的晶体，可以一次性地解决老视加近视或远视的问题，将来的生活会方便很多。

常见的人工晶体分为单焦点人工晶体和多焦点人工晶体。单焦点人工晶体，就像一个只有一个固定焦距的镜头，要么只能看清楚近处，要么只能看清远处。如果选择这种人工晶体，一般情况下，日常生活中还得戴一副眼镜——如果你的人工晶体是看近处清晰的，那可能需要配一副近视镜用来看远处。如果你选择的晶体是看远处清晰的，那你读书看报的时候可能还是得戴一副老视眼镜。

我们在给患者做单焦点人工晶体植入手术的时候，也会提前问问他们，平常的用眼需求是怎么样的。如果经常要读书、看屏幕，以看近为主，那就可以给他选择具有近距离焦点的人工晶体。如果经常要打球、望远，那就选择远距离的。

和单焦点人工晶体相比，多焦点人工晶体就方便多了。它像多焦点眼镜一样，可以照顾到远、中、近全程的视力，一次性解决近视、远视、老视的问题。至于它的原理，是怎么实现兼顾多个焦点的，以及具体的操作方法，我在第八章第五个话题里面详细地介绍了，在这里就不赘述了。

老视和白内障一样，都是眼部功能的老化导致的：白内障，是由于晶状体变得混浊；老视，则是因为晶状体弹性变差了。所以，它们

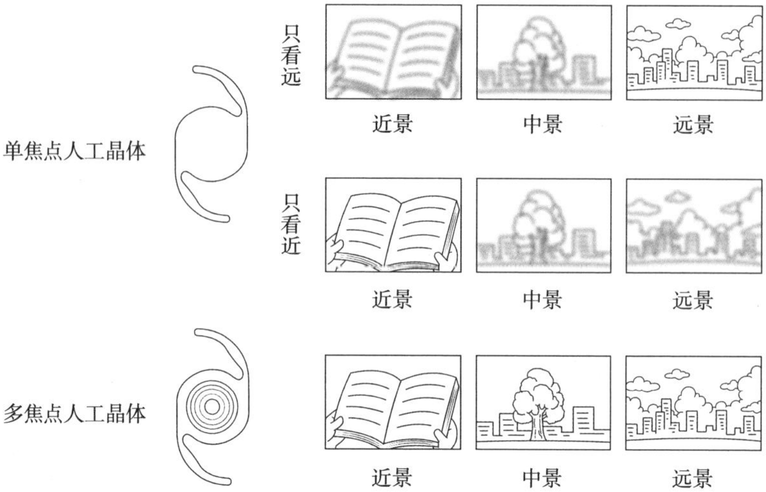

单焦点人工晶体（只看远或只看近）与多焦点人工晶体视力范围对比图

都可以通过更换人工晶体来矫正，就像给眼睛恢复“出厂设置”，让它重新焕发生机。现实中我碰到的很多患者，都是既有老视，又有白内障快速发展的趋势，索性就做了人工晶体手术，把这两个问题一并解决了。

当然，做不做手术、什么时候做手术，是根据个人的身体情况、生活工作需求和对手术风险的承受能力来综合决定的。我不会贸然推荐大家一定要通过手术治疗老视——这对很多人来说也是没必要的。但我要说的是，随着年龄增长，我们要更加注重眼部健康。特别是已经有点老视症状的朋友，一定要定期检查，这样眼睛出现了什么问题都能够及时发现和治疗。

老花眼，规范名词是“老视”，因为它是伴随着年龄的增长出现的。不过，这两年它开始有了一种新的叫法，叫作“近疲劳”，指的是眼睛在看近时，特别容易疲劳，看不清楚。我觉得这种改变特别好，现代人用眼强度高，很多人 40 岁左右就出现这样的症状了，而 40 岁，正是事业、能力的黄金年龄，怎么就“老”了呢？在这个年龄被叫做得了“老花眼”，很多人都会觉得不服气吧！近疲劳这个说法，就很科学地淡化了“老”的印象。我们眼科医生的存在，不就是为了给大家解决各种视力问题，让大家用更健康、更年轻的心态来面对工作和生活嘛！毕竟，年龄只是一个数字，好的心态和生活习惯，才是真正决定我们生活质量的基础。

第十一章

一定可以从青光眼的噩梦中醒来

一、当心，视力神偷在靠近

这两年，我越来越深刻地感受到现在沉迷手机等电子产品的人群，早就不仅限于二十多岁的年轻人了。上至六七十岁的老人家，下至中小学生，各个年龄段都有不少“手机狂”，每天每时每刻目光都离不开电子屏幕。

长时间看屏幕是非常伤眼的，这个常识大家都知道。但还有另一个关于玩手机的生活习惯，对眼睛的伤害更大，毁灭性更强，可是很多人却完全没有放在心上。那就是晚上睡觉之前，在黑灯瞎火的环境里面玩手机。

有一次，我们接诊了一位 60 岁的张阿姨。她自己说，她前一天晚上像往常一样，在睡觉之前想刷一会儿手机上的小视频。因为每次都想着自己“就看一小会儿”，张阿姨通常都是把房间的灯全部关掉以后，躺在床上摸黑看屏幕。

那天，她刷到一部系列小短剧，里面的剧情特别吸引人，每一集都结束在情节冲突最强、最引人入胜的地方，她就忍不住点进去一集接着一集地刷了起来，投入得忘记了时间。

剧情发展到最高潮的时候，张阿姨的情绪和主人公的命运紧紧相连，被反派气得够呛，心里一着急，感觉一阵头晕眼花，眼部胀得难受，赶紧放下手机休息了。

没想到第二天，眼胀、眼痛的情况仍然没有缓解，甚至更严重了，还引发了恶心和呕吐，看东西也感觉特别吃力，就赶紧来了医院。

经过诊断，张阿姨是患了青光眼。遗憾的是，因为发现的时间已经太晚，她后续的视力也很难完全保全了，会遗留下不可逆的损害。

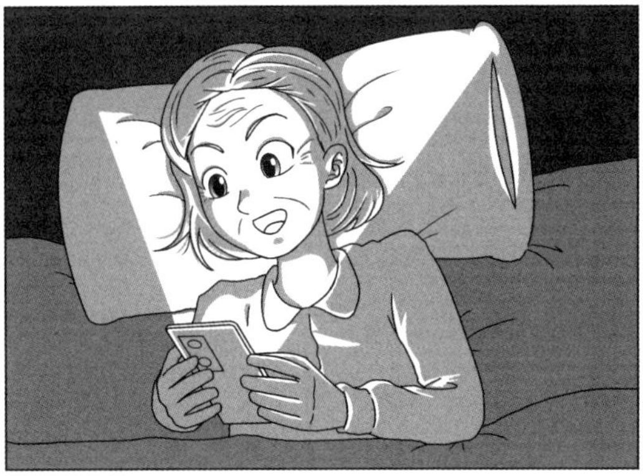

经常在黑暗中看手机，可能会诱发青光眼

青光眼最大的特征是眼压升高。我们可以把眼睛想象成一个装满水的气球，里面的液体叫作“房水”，是负责给眼睛提供营养和维持正常眼压的。

在正常情况下，房水的生成和排出是平衡的，眼压就能保持在一个稳定的水平。但如果房水的排出通道堵塞，房水积聚在眼睛里，眼压就会升高。

眼压升高可不是小事，如果没有得到妥善的控制，它会对视神经形成压迫，导致视神经萎缩。视神经对于我们的视力有着关键的作用，它是我们眼睛到大脑的“传输线”，能够把眼睛接收的图像信号传递给大脑。所以一旦视神经受损，我们的视力会受到明显的影响，出现视野缩小、视力下降的情况。

因此，青光眼的后果可能是很严重的。如果没能得到及时的治疗，最终的结果就是失明。

张阿姨患上青光眼最大的诱因，就是经常熬夜摸黑看手机。在黑暗的环境中，瞳孔会放大以接收更多的光线，但看亮的屏幕又需要收缩瞳孔才能看清楚物体。所以瞳孔收收放放，处于中等大的程度，这

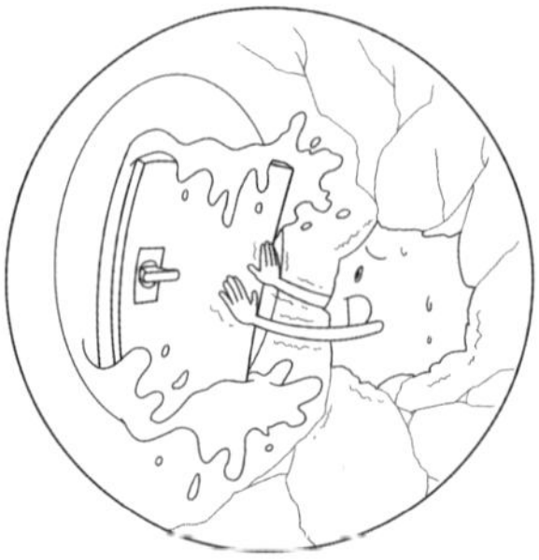

眼球内房水积聚、眼压升高，压迫视神经示意图

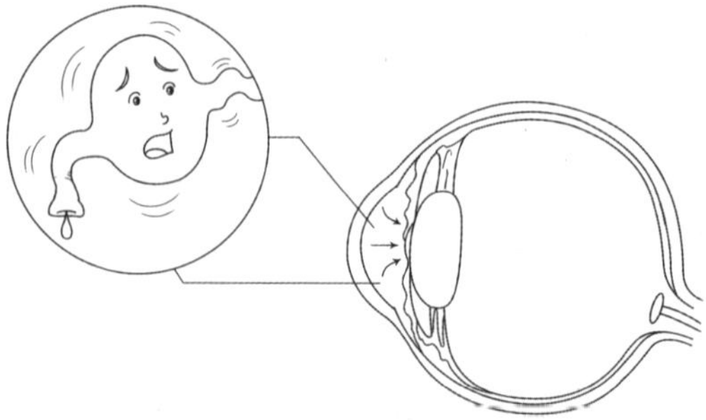

瞳孔散大，会让房水的排出通道变得更加狭窄

种情况下，引流眼内房水的房角很容易被堵塞，并且眼睛需要不断调节才能看得清楚屏幕，这个过程很容易疲劳，这些因素会加剧眼压升高，最终诱发青光眼。

所以，在晚上关灯后玩手机，是现代人最伤眼的坏习惯之一，一定要避免。另外，长时间用眼、经常熬夜，眼睛得不到充分的休息，这些因素也会加剧视疲劳，加速青光眼的形成。

除这些不良用眼习惯外，张阿姨患上青光眼还有一个因素：情绪因素。

大家可能想象不到，情绪也会影响眼睛的健康。张阿姨在刷手机时对剧情非常投入，情绪过于激动，也是导致她眼压急剧升高的原因之一。我们平时生活中的压力、焦虑、愤怒等负面情绪，都有可能刺激眼压升高，成为引发青光眼的导火索。

青光眼存在遗传易感因素。如果家族里有人患有青光眼，个体患病的概率就会比普通人更高，需要更加注意眼睛的健康状况。年龄增长也是一个容易诱发青光眼的因素。随着年龄的增长，眼睛的各个部件逐渐老化，晶状体膨胀，房水的排出通道可能会变得狭窄，眼压就更容易升高。

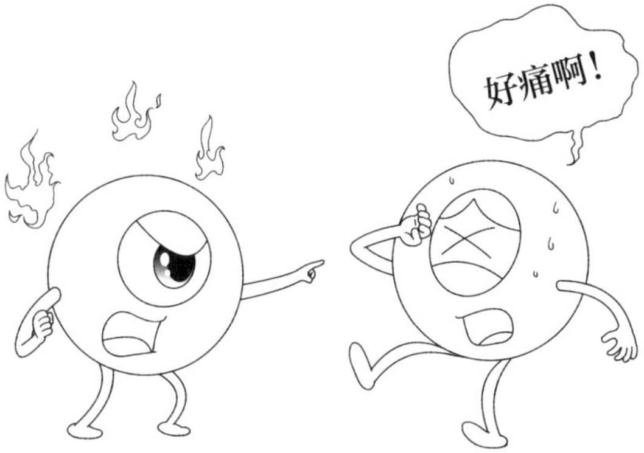

情绪波动会影响眼健康

高度近视也是引发青光眼的危险因素之一。高度近视的人眼球结构发生了改变，眼轴变长，视神经更容易受到压迫，所以会比普通人更容易患青光眼。

除此之外，一些其他疾病，比如糖尿病、高血压等，都有可能因为血管堵塞导致眼压升高，引发青光眼。

二、预防青光眼，从“心”出发

我们经常说“身心健康”，这个词就暗示着，“身”与“心”是互为一体，相互影响的，糟糕的情绪会在无形之中对身体健康产生伤害，其中就包括眼部的健康。

青光眼就是一个典型的受情绪影响的眼病，剧烈的情绪波动会影响眼部血管的收缩和舒张，进而影响房水的循环。就像张阿姨，情绪没控制好，一激动，眼压就上去了，加速了青光眼的病程。

所以，保持情绪稳定，心情舒畅，是预防青光眼的第一步。当你感到压力大或者因为什么事情着急、生气的时候，不妨试试深呼吸，

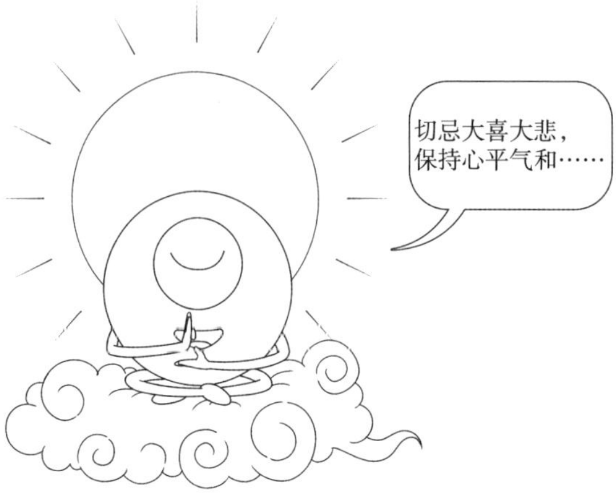

小眼球默念：切忌大喜大悲，保持心平气和……

或者出去走一走，让自己的心情放松下来。

不光是负面情绪会引发青光眼。有时，过于兴奋激动，也会带来同样的隐患。所以，对于上了年纪、有高度近视或者有青光眼家族史的高危人群，一定要在日常生活中做好情绪管理，切忌大喜大悲，不要让情绪影响了眼部健康。

当然，在生活习惯上也得注意，长时间过度用眼、熬夜摸黑玩手机这些坏习惯是一定要改正的。如果晚上实在想放松一会儿，那就要保证在明亮的环境中看屏幕，每隔 20 分钟就闭眼休息一会儿，或者站起来看看远处，或者做做护眼操、进行热敷，不要持续紧紧盯着屏幕。眼睛一直处于紧张状态，就会加重眼部代谢的负担，导致眼压波动。

当然，如果能在睡前一个小时完全戒掉电子屏幕，那是最好的，能够让眼睛有充分的时间放松下来，而且也能减少蓝光对睡眠的影响。睡眠好了，疲劳一天的眼睛也能够得到更加充分的恢复。

规律的作息对于预防青光眼也很重要。如果经常熬夜，身体的生

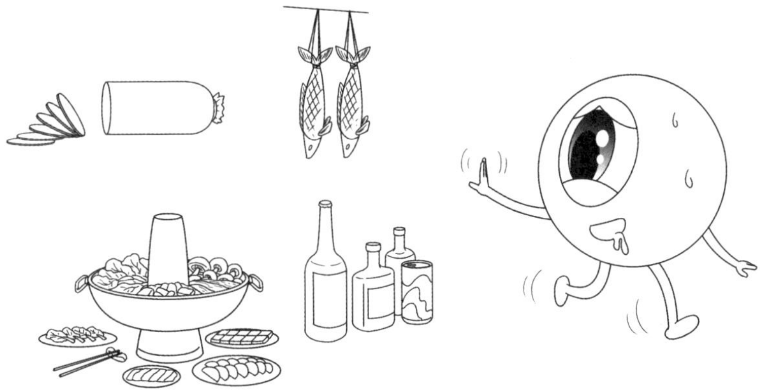

青光眼患者，饮食应以清淡为主

物钟被打乱，眼睛的血液循环也会受到影响，进而影响眼压的稳定。而且，熬夜还可能会让眼睛的疲劳加重，增加青光眼发作的风险。

在饮食方面，预防青光眼应该以清淡的饮食为主，尽可能地减轻身体的负担。特别是对于青光眼的高危人群来说，要尽可能地避免过咸、过于重口的食物。比如咸菜、咸肉、咸鱼等腌制食品，因为这种高盐的食物可能会增加体内的水分潴留，引发眼压的升高。像麻辣火锅这类辛辣刺激的食物，也可能会导致血管扩张，引发眼压的波动。酒精摄入也会引起眼压波动，需要尽可能避免。平时喝水的时候，也要注意饮水量和速度，避免一次性喝太多水导致的眼压升高。

除了饮食清淡，还要注意多补充含有维生素 A、维生素 C 的食物，比如胡萝卜、猕猴桃、菠菜、彩椒，等等。补充维生素可以帮助视网膜保持健康，减少青光眼导致视神经损伤的风险。

有些用于治疗其他疾病的药物也会对眼睛造成伤害，增加患青光眼的风险。尤其是某些激素类药物，在一定程度上会影响房水的生成和排出，扰乱眼睛的正常生理平衡。比如糖皮质激素，局部或全身长期使用激素都可能导致眼压升高，甚至诱发青光眼。所以，对于这类药物的使用一定要谨慎，千万不能擅自用药。需要看过医生之后，按照医嘱使用。我有一个江西老乡，自己觉得点了妥布霉素地塞米松滴眼液（一种含强效激素的常用眼药水）舒服，就每天点，点了好几年，最后视神经萎缩了，视功能很差，只有管状视野（读者朋友可以自己握拳，透过拳头中间的小缝看东西，就会理解是什么感受），原因就是得了激素性青光眼。而且，如果你原本就有青光眼的高危因素，也可以告诉医生，尽可能地避免使用可能引起眼压升高的药物。

最后，对于有高危因素的人群来说，定期做眼部体检，尤其是测量眼压，是非常重要的，因为青光眼往往在发现症状时就已经为时已晚。像张阿姨在出现头晕眼花、视物困难后才来医院就诊，最终很可惜地失去了大部分的视力。

所以，如果你有青光眼家族史，或有高度近视、有糖尿病等其他容易引发青光眼的疾病，一定要定期去医院检查眼压。

目前医院里比较常见的眼压测量方式是使用非接触式眼压计。很多朋友一想到要把眼睛怼在仪器面前，就非常紧张，其实这种仪器在检测的时候非常温和。做检测的时候，你只需要坐在仪器前，下巴放在托架上，眼睛注视仪器里的一点光。仪器会自动对准眼睛，然后在几秒钟的时间内，会有一股微弱的气流轻轻吹向眼球表面，这股气流的强度要远远低于我们平时在外面感受到的自然风，所以不会有特别强烈的不适感，可能还没等人反应过来就结束了，机器里就会打印出来一张小纸条，这就是眼压测量的结果了。

为什么向眼睛吹气就能检测眼压呢？因为气流会形成一定的压力，当它作用在我们的眼球上的瞬间，眼球会因为气流的压力而变形。如果眼压很高、眼球很硬，这个变形的程度会很小。相反，如果眼球特别软，那么变形的程度就会很大。通过眼睛表面的变形程度，就可以推算眼内眼压了。

一般来说，正常的眼压范围是 10 ~ 21mmHg，一旦高过这个范围，就要引起重视，尽早采取治疗措施，避免青光眼对视力造成不可挽回的伤害。还有一些特殊情况需要注意，如果你做过角膜激光手术，那这种方式测出来的眼压就不太准确了，因为角膜变薄了，测出来的数字会低于你真实的眼压，要注意特别留意这一点。

三、治疗青光眼，排“水”来降压

青光眼一旦发现得晚了，对视力会有毁灭性的损伤，所以一定要早发现、早治疗。除定期做眼部检查、测量眼压之外，还有一个可以在平常生活中判断是否有青光眼征兆的简易方法。

这个方法需要和一个眼睛状态健康的家人或朋友配合完成：首先，两个人面对面地坐着，中间相隔大约一米的距离，一人用右手遮挡住右眼，同时请另一人用左手遮住左眼（其实就是面对面的同一侧眼）。接着，用左眼去盯住对面朋友的右眼，同样，对方也要用右眼看着这边的左眼，在整个测试过程中，两个人一直保持对视，且目不斜视。然后，在两个人中间的位置，其中一人竖起食指，在两人中间从内向外移动，在两人不追随物品移动眼球的情况下，如果两个人同时都能用余光看见食指指尖，说明两人的视野差别不大。如果当一人还能用余光看见物体时，另一人已经看不见了，就说明看不见的这个人视野有可能缩窄了，这时就需要尽早去医院做检查。

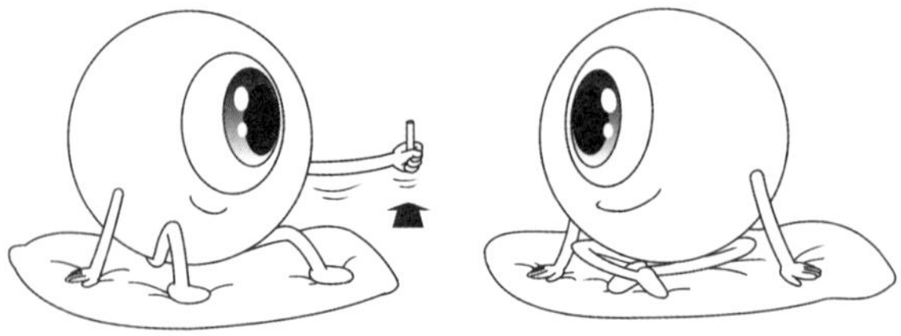

对坐检查视野法示意图

除视野缩窄之外，在平时生活中青光眼的前兆还可能有视线模糊、视力波动、近视度数增加、眼睛胀痛、眼眶酸痛、头痛等，出现这些情况，也需要早点去医院检查。

如果确诊了青光眼，根据不同的发病原因和发展阶段，我们有三类治疗的方式。

第一种是药物治疗。如果青光眼还在早期阶段，眼压还不算很高，症状也不太严重，可以通过滴眼药水来控制眼压。常见用于青光眼的眼药水有 β 受体阻滞剂滴眼液、前列腺素类似物滴眼液等。

青光眼是需要长期治疗的，所以如果选择用眼药水控制，就需要坚持每天滴用，就像高血压患者每天都要吃降压药一样。也有一部分患者，使用眼药水控制的效果不佳，可能还需要配合一些口服药来减少眼内房水的生成，从而辅助降低眼压。不过，口服药往往用在急性发作期，不能长期使用，这个要注意和眼药水区分开来。

第二种是激光治疗。激光治疗也分两种，第一种是使用激光在眼睛虹膜的边上打个小孔，让房水能够顺利地绕过堵塞的地方，从小孔排出去，达到降眼压的目的，这种类型的激光治疗术叫作“激光周边虹膜切开术”。

还有另一种激光手术叫作“选择性激光小梁成形术”。它和前一

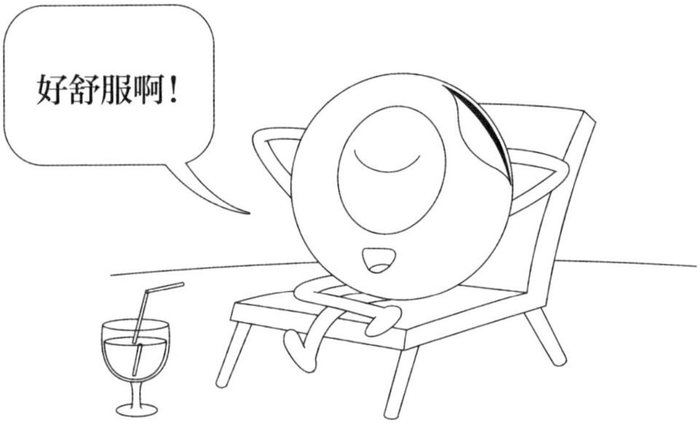

激光周边虹膜切开术示意图

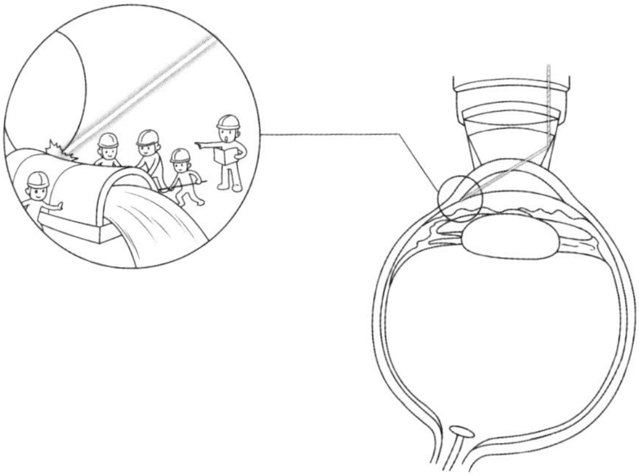

选择性激光小梁成形术示意图

种激光疗法的作用位置和原理不同，是作用在眼内的小梁网上的。小梁网可以理解为房水的排出通道，它就像一个自带过滤网的排水管，如果过滤网堵塞了，房水就很难排出去，眼压就很容易升高。选择性激光小梁成形术，就是通过低能量的激光去激活小梁网细胞，相当于给滤网做了一次超声波清洗。滤网疏通了，房水就能顺利流出去了。

这两种不同的激光治疗方法分别适用于不同情况、不同病因的青光眼，需要医生进行详细诊断后再进行选择。

第三种是手术治疗。

治疗青光眼，最经典的一种手术是小梁切除术。它的原理是在眼睛里造一条引流通道，让房水能够顺利排出去。

做了小梁切除术后，眼睛需要一段时间的恢复期，患者需要戴着防护眼罩，防止眼部外伤。并且，也要按时使用医生开具的控制炎症和预防感染的眼药水。

在手术后的恢复期，也应该避免剧烈地运动、咳嗽、打喷嚏、揉眼和用力排便等动作，防止“眼压升高”影响伤口愈合。

我们曾经给一个从事音乐职业的患者做小梁切除术，在确定手术之前，我特意问了他演奏的乐器是什么，他的回答是：“萨克斯！”我一听不得了，赶忙再三叮嘱，术后可千万别立刻复工，以免一用力或一使劲儿，眼压又上去了。而且，恢复期以后能不能吹奏、多久能吹奏，也要来经过医生的评估。

手术后的两周内也要避免洗头、洗澡，防止水溅入眼睛引发感染。同时，也需要根据医生的要求定期复查眼压，检查眼睛的恢复情况，及时地发现和处理问题。

除了常见的小梁切除术，现在还有一种比较新型的手术，创伤很小，是在眼睛里植入一个小管子，把房水通过这个管子引到眼睛外面，让眼压降下来，这种方法叫作“房水引流物置入术”，适用于部分比较难治的青光眼。

患者选择哪一种青光眼手术，是需要根据具体的病情、手术耐受力和术后预期效果等条件综合评估的。如果患者到了需要手术的阶段，应该在医生的指导下，选择最适合自身情况的手术方案。

而且，即使手术完成了，也应该在生活中注意规避那些引起眼压升高的危险因素，比如喝水过猛、过度用眼、不当用眼、情绪大起大

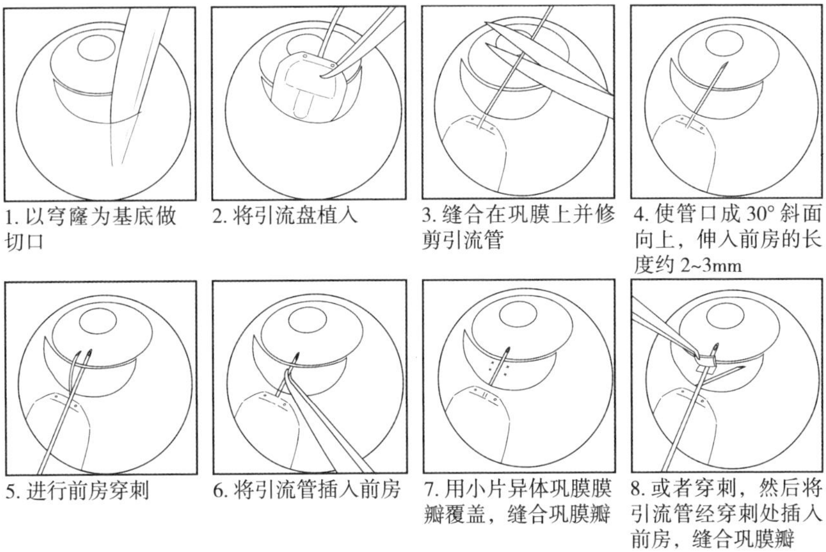

房水引流装置植入术

落等。保持良好的生活作息和平和的心态，是青光眼预防和护理的最佳方式。

我们从小就经常听说这句话：“眼睛是心灵的窗户。”仔细想想，这句话在医学上也有几分道理，就比如青光眼，情绪的过度波动，大喜大悲，竟然有可能会彻底摧毁人们的视力！看来，好的心态，的确是身体健康的重要因素。特别是上了年纪以后，不论是养眼，还是养生，都需要先“养心”。

第十二章

视网膜动脉阻塞到底有多可怕

一、眼睛竟然也会卒中

北京的深冬，所有来就诊的患者，无一不是从上到下全副武装，包得严严实实的。

这天，来眼科就诊的王大爷也是一样，上到帽子、口罩，下到围巾、手套，三百六十度全方位保暖防护。

王大爷是因为出现了“飞蚊”的症状来看医生的，经过一番检查，我们确定没有病理性的征兆，只是年纪大了的自然现象，没什么大问题。听到结果之后，王大爷乐呵呵地站起身准备回家了。

在他裹上围巾、戴上口罩，正打算开门之前，我又看了看他的病历，忍不住多问了一句：“大爷，您是有高血压吗？”

得到肯定的答复之后，我叮嘱他：“天太冷了，这两天尽量减少在室外待着的时间或者弄一副护目镜戴上，当心‘眼卒中’。”

大爷听了大为惊讶，愣了半晌才问，“大夫，我知道年纪大了要特别注意保暖、防止卒中，这不，我女儿给我买的帽子、围巾，我只要出门一定都戴着呢！但是这卒中不是脑袋里的事吗？咋还跑到眼睛里去了？”

我们很多人都和王大爷一样，哪怕做了全套保暖，裹上围巾、戴上帽子，整个脑袋都护住了，但眼睛永远都是露在外面，孤零零地面对着寒风！

其实，眼睛也会怕冷，也会视网膜动脉阻塞。

视网膜动脉阻塞的原理和我们熟悉的脑卒中相似，同样都是血管堵塞。说得更精准点，是视网膜动脉阻塞。

视网膜动脉是负责给视网膜运输氧气和养料的血管，一旦它被血

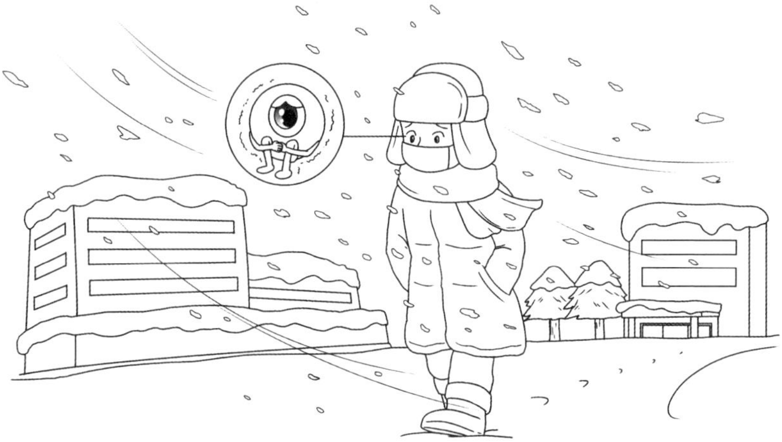

冬天小眼球暴露在外面冷得直哆嗦

栓堵死，视网膜的神经细胞得不到生存所需的营养物质，很快就会开始罢工，甚至遗憾“牺牲”，而我们的视力也会因此大受影响。轻则是视力下降、视野缺损，重则会导致失明。在眼科检查中，视网膜动脉阻塞有一个典型的改变——樱桃红点，因为视网膜广泛缺血，颜色变白，就透出来黄斑下方血管的颜色——红色，像是一块白布上放了一个红红的樱桃。

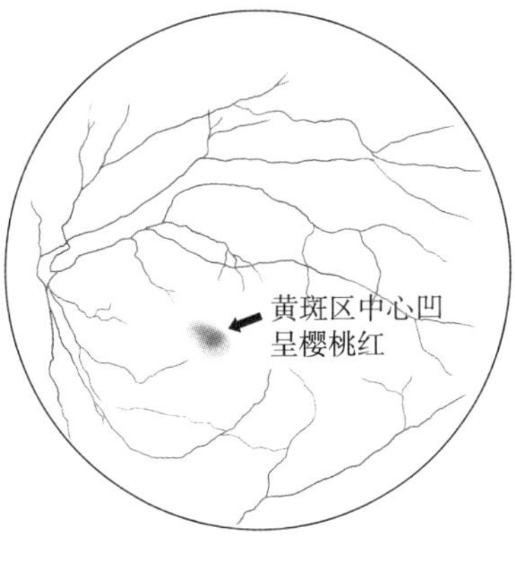

卒中视网膜动脉阻塞导致的樱桃红点

视网膜动脉阻塞的高危因素主要包括高血压、高血脂症、高血糖等代谢性疾病。患有“三高”的人，发生视网膜动脉阻塞的概率会比普通人高很多。因为这些疾病往往会伴随动脉硬化（包括血管壁变脆、血管壁损伤）等血管病变，而眼睛的视网膜动脉也是全身血管系统的一部分，视网膜动脉阻塞的可能性自然也会大大增加。

当然，反过来，发生视网膜动脉阻塞也可以视为心脑血管疾病加重的预警信号，提醒患者要格外小心疾病的恶化。很多有心脑血管基础疾病的患者，在发生视网膜动脉阻塞的两年之内，就会出现脑梗死或心肌梗死发作的问题。

除了“三高”人群，那些烟不离手、酒不离口的人，也是视网膜动脉阻塞的高危人群。道理也一样，尼古丁和酒精都是血管健康的“杀手”。爱烟嗜酒，不论是视网膜动脉阻塞还是脑卒中都更有可能找上门。

长期熬夜、肥胖等因素也有可能增加患视网膜动脉阻塞的风险。熬夜会导致血液黏稠度升高，血管负担加重，眼睛出问题的概率也就变高了。

另外就是外部因素的影响。比如气温骤降会让血管容易痉挛，如果没有做好防护保暖，也容易引发视网膜动脉阻塞。还有一些情况是眼睛受了外伤，局部有结构异常，也伤到了血管，后续更容易发生视网膜动脉阻塞。

二、抓紧治疗的黄金 90 分钟

视网膜动脉阻塞一旦发作，情况就会非常危急，一定要抓住 90 分钟黄金治疗期进行救治。因为视网膜缺血、缺氧时间超过 90 分钟后，眼睛里的光感受器组织就会发生不可逆的损伤。而如果超过6小时没有救治，那么患者就非常有可能会永久性失明，再也无法恢复视力了。所以，一旦发生视网膜动脉阻塞，哪怕是自我感觉症状有短暂缓解或者觉得眼睛时好时坏的，千万不能犹豫，别想着自己再观察观察、感受感受，一定要立刻前往医院医治！

那怎么判断视网膜动脉阻塞的发作呢？

首先，视网膜动脉阻塞最明显的标志就是突发、无痛的急性视力下降。

有的患者正在玩着手机或者做着家务，眼睛突然就什么都看不清了，视力下降到几乎为零，就好像在晚上开着灯的房间里，突然有人把灯关了一样。也有的人会觉得看不到远一点的东西，只能看见自己举到眼睛前的手指。还有些患者的症状是看不到任何东西，但眼睛还有轻微的光感。总之，情况都非常危急，几近失明。

有一部分患者在视网膜动脉阻塞发作的几秒或几分钟后，视力又会自行恢复，或者反复发作，这种情况也千万不要感觉会好转，一定要及时就医。

有些人在视网膜动脉阻塞发作的前一段时间，就已经出现过眼睛突然看不见，眼前一阵黑的情况，但是揉一揉或者歇一会儿又能正常看见了。其实这也是视网膜动脉阻塞的先兆症状，一定要引起重视。

视网膜动脉阻塞发作时还可能有一些其他症状，比如伴随着视力下降、看东西模糊，患者还可能会发现自己的视野出现部分缺失，就好像自己眼前看到的画面是一块被挖掉了一个角的屏幕或者被人用黑色挡住了一块那样。这种视野缺损也是视网膜动脉阻塞的征兆，通常是血管堵塞，视网膜缺血导致的。

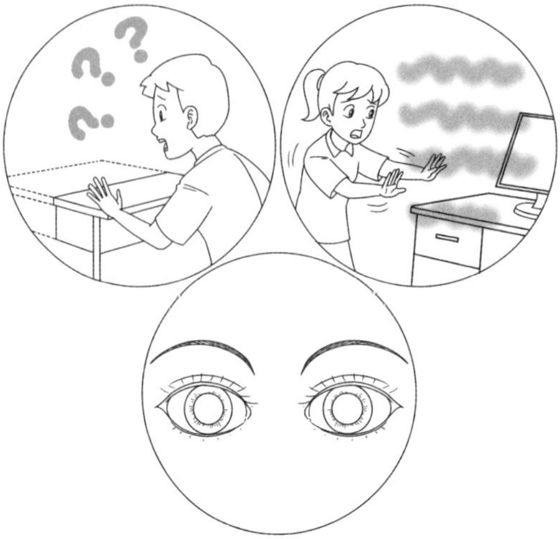

视野缺损、眼前水波纹、瞳孔散大是视网膜动脉阻塞的信号

另外，有些患者在视网膜动脉阻塞发作之前或者发作时，可能会看到眼前有波纹或闪烁的光点，就像水面上泛起涟漪一样。这也是因为视网膜缺血，导致眼睛的视觉信号传递出现了异常。

视网膜动脉阻塞发作时，如果观察患者的眼睛，可能会发现瞳孔散大的情况，因为视网膜缺血会导致传入受阻，瞳孔对光反射的通路受影响，瞳孔会放大，对光收缩变迟钝。

总之，突然出现的急性视力下降、视野缺损、眼前出现波纹、瞳孔异常等症状，都是视网膜动脉阻塞的危险信号，意味着要争分夺秒地和时间赛跑，须立刻进行救治，否则很有可能永远失明。

如果发作时离医院比较远，可以在到达医院之前采取一些自救措施。

一个最基础的自救动作是进行眼部按摩，从而改善眼底的供血：闭上眼睛，用手掌大鱼际肌在上眼睑的位置适度用力压迫眼球 5 至 10 秒，然后立即松手 10 秒，重复 5 至 10 次。这个按摩方法可以增加视网膜血管的灌注，缓解视网膜细胞缺血的情况。

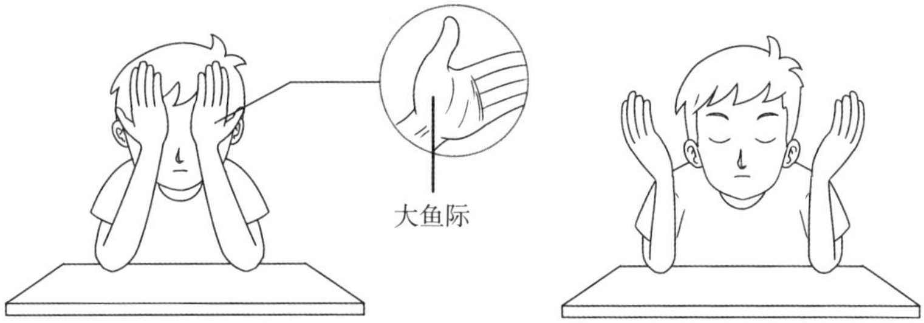

发生视网膜动脉阻塞，患者可先用大鱼际按压眼睛，再突然松手，重复 5~10 次

如果在患有糖尿病、高血压等疾病的情况下，突然出现眼前发黑、视力下降、视野波纹状改变等现象，需要警惕眼底缺血，可以尽快就医，进行眼底检查，不能耽误。同时要注意保持静卧，避免突然站起，引发血压突然下降。

在送医的过程中，患者要尽量在情绪上保持冷静，避免过度紧张、焦虑，可以深呼吸，尽可能地放松身心，避免情绪波动造成病情加重。

到医院后，医生会采取一系列救治措施，除了像自救时那样按摩眼部、含服硝酸甘油片扩张血管，还可能会采取前房穿刺、吸氧、注射溶栓药物、使用降压药物等方法；还有一种新的治疗方法，是用低能量的 YAG 激光，对准栓塞的部位，进行击破，有可能将血栓击碎，以促进眼部的供血尽快恢复正常。

当然，因为视网膜动脉阻塞本质上是血管系统出现了问题，所以后续的治疗还需要与内科配合，调控血压、血脂水平，控制基础疾病。

我们眼科医生的职责，是把患者的视力和眼部健康从时间的手中“抢”回来，但是从根本上来看，视网膜动脉阻塞的“病根”在血管上，所以还是需要通过内科的药物治疗、改善生活方式（如戒烟）等手段来降低视网膜动脉阻塞，甚至全身性心脑血管疾病的风险。

三、防大于治的视网膜动脉阻塞

视网膜动脉阻塞的发作非常凶险，而且很多时候，患者是在晚上睡觉期间发作的，根本无法及时察觉，等到早上起床发现自己看不见了，早就错过了黄金救治期，再去就医，视力也无法恢复了。

所以，对于视网膜动脉阻塞来说，预防比救治更重要。

预防视网膜动脉阻塞，最重要的一点就是控制自身的基础疾病，维持各项指标平稳。“三高”患者应该按照医生的安排，按时服用降压、降糖、降脂药物，并且在日常生活中定期监测血压、血糖、血脂水平，将指标控制在正常范围内，一旦发现异常状况及时就医。

更重要的是要坚持健康的生活方式，作息规律、不熬夜，适度运动，比如每天逛逛公园、散散步；每周抽出几天时间进行慢跑、打球等运动；中老年人打打太极、做做健身操，都是不错的锻炼方式。要长期坚持，通过持续锻炼来维持身体各项功能的正常运转。

在饮食方面也要保证膳食均衡，多吃富含膳食纤维和维生素的新鲜蔬菜和水果，避免食用或者尽量少吃高油脂、高能量的食物，这些都是眼部健康的“隐形杀手”，对于稳定血糖、血脂等指标也是非常不利的。

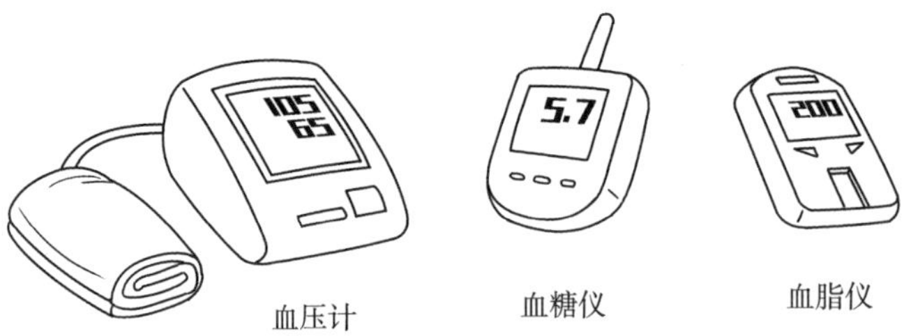

定期检测血压、血脂、血糖的工具

当然，在用眼方面也得注意避免眼部刺激、减少视疲劳。如果要看电子产品，一定要记得隔一段时间就休息一下，让眼睛看看远处，放松放松。

这可不光是说给中老年人听的，年轻人同样也要重视。现在有越来越多年轻人患上视网膜动脉阻塞，往往都是盯着电脑、手机很长时间之后发生的。

我见过的一名三十岁左右的视网膜动脉阻塞患者，因为晚上捧着手机追剧，连续几个小时都不休息，而且就连姿势都没怎么变。眼睛过度紧张，再加上熬夜、眼睛离屏幕过近等因素叠加，视网膜动脉阻塞突然发作，眼前一团黑，把她自己吓得不轻。赶紧让朋友送来医院，幸亏医生救治得及时，才挽回了一部分视力。从那以后，她把每晚的活动都变成了散步、和家人朋友聊天、适当看看纸质书，再也不敢熬夜追剧了！

如果因为工作，不得不长时间看电脑屏幕，也应该记得按时放松。除远眺之外，还可以做做眼保健操，按摩按摩眼睛周围的穴位，缓解眼睛的疲劳。

在视网膜动脉阻塞的预防中，防止外界刺激也是很重要的。如果本身就有“三高”等基础疾病，在寒冷、大风的极端天气，应该尽量减少在室外停留的时间，并且加强保暖，有条件的可以戴一副护目镜，保护眼睛不受寒风的摧残。

最后，对于有基础疾病的视网膜动脉阻塞高危人群，一定要记得在自己的体检项目中加上一项眼底检查。毕竟，视网膜动脉阻塞一旦发作就有致盲的风险，所以最好能及时发现问题，把风险提前控制住。

通过眼底检查，我们能清楚地看到眼底血管和视网膜的情况，判断是否有病变的风险。我建议有基础疾病的朋友，最好每 6 个月至 1 年就检查一次眼底。别觉得自己的眼睛挺健康、视力挺好的，就认为自己不用检查。很多视网膜动脉阻塞的情况，早期都没有出现明显症状，可是一旦出现了症状就太晚了。早点监测眼底血管硬化程度，早受益，定期检查能帮助我们早发现、早治疗，把问题扼杀在摇篮里。总之，视网膜动脉阻塞属于防大于治的疾病。特别是有基础疾病的人群，一定要定期进行全面查体，保持健康的生活方式，身体化验指标要控制在合理范围内；注意眼部防护，定期检查眼底，这样做，才能尽可能维护我们的眼部健康。

我们的身体是一台精妙的仪器，任何一个环节出了毛病，就有可能威胁到整个系统。而任何一个“小”部位出现问题，都可能是整个系统崩溃的警告。视网膜动脉阻塞就把这一点体现得淋漓尽致。

很多人从小的眼睛健康状况一直不错，视力一直保持得很好，可是万万没想到，人到中年、老年，竟然因为“三高”威胁到了眼部健康，甚至要时时刻刻警惕失明的风险。所以，对于身体健康，我们真的不能掉以轻心，一定要在年轻时就注意养成好的生活习惯，加强运动、少吃垃圾食品，精心养护自己的身体。否则，它很有可能在你意想不到的地方，突然就掉了链子！

第十三章

“小斑点”与“大问题”

一、眼睛里的“斑斑点点”，都是什么

“陶医生，你快帮我看看，我眼睛里咋还长痘了？”

“感觉越看越奇怪，会不会很严重啊？”

“要滴什么眼药水吗？”

“要不我现在就来医院一趟吧……”

有一天，我刚结束门诊的工作拿起手机，就收到了一个朋友的信息“轰炸”。看他的语气非常着急，我赶紧点开他发来的照片，放大仔细查看。

根据我初步的判断，他的症状应该是结膜结石，没什么大碍。于是我立马回复他，叫他放心，问题不大，多多注意休息就行。

人的眼球在大部分情况下都是黑白分明的，但是有些时候，它也会长出来一些奇怪的斑斑点点，改变了眼睛的外观。不必惊慌，这些看起来烦人的“小斑点”大部分都是良性的，常见的有下面这几种情况：

结膜结石

这位对我进行信息“轰炸”的朋友，是因为洗完脸照镜子的时候，偶然地翻开上、下眼皮，结果看到里面有一些白色、黄色凸起的小点点，于是赶忙发消息给我，惊呼“眼睛里面长痘痘了”。其实这种凸起的小点是结膜结石。结膜包括球结膜和睑结膜，覆盖在巩膜（眼白表面）的是球结膜，上、下睑内的结膜为睑结膜。结膜结石，是长在睑结膜表面（也就是上下眼皮的内侧面）的硬疙瘩，样子像小沙子，大多是由脱落的上皮细胞和变性的白细胞凝固而成。一般情况下，结膜结石是慢性炎症引起的，在慢性结膜炎、沙眼患者中会比较常见。结

膜结石对视力一般也没什么影响，如果没有引起不适，就不需要特别处理，如果突出于结膜表面，引起异物感，可以到医院用针挑出。

翼状胬肉

有一次我接诊了一位老先生，他的眼睛内眼角多长出来了一块三角形红红的“肉”，在和他的交流中，我得知原来他是一名地质勘探工作者，前不久才结束了一个野外勘探项目。我告诉他，他眼睛里长出的“红肉”其实是局部的纤维血管组织增生，属于一种增生组织，我们在医学上称为“翼状胬肉”。发展到后期，它有时还会侵犯到黑眼球的部分，甚至进一步遮挡瞳孔，从而导致视力显著下降，出现看东西模糊的症状。如果没有遮盖瞳孔，也没有引起明显的散光，患者本人对于美观也不太在意，就可以观察，或者可以手术治疗。对眼科来说，这算小手术，但是要求术者操作精细，一般一周拆线。

翼状胬肉最主要的诱因是太阳光里的紫外线，所以在像他这样的户外工作者中比较常见。除此之外，风沙、粉尘等也会诱发该疾病。因此，像矿石工人、建筑工人也是翼状胬肉的高发人群。另外，一些日照量大、粉尘多的地区的人，发生翼状胬肉的概率也会高一些。

泪阜

我听过一个有趣的问题：鸵鸟不能飞，那它为什么要长翅膀呢？答案是，它的祖先也曾翱翔天际，但后来慢慢适应了陆地上的生态环境，它的翅膀就逐渐退化了，成了一个看起来用处不大的身体部位。我们人类的身上也有这种组织，就比如眼表的“泪阜”。它长在内眼角处，是一个小小的、圆形的隆起部位，有时上面还有毛发。

泪阜来自我们祖先眼睛中一种叫“第三眼睑”的结构。第三眼睑有点像在上、下眼皮中间，多出来的一层眼皮，能更好地保护眼睛。现在的很多动物，比如兔子，仍然保留着这样的结构。

不过，我们人类在进化的过程中，第三眼睑逐渐退化了，变成了现在的泪阜。就像鸵鸟的翅膀虽然不能飞，但其实依然能帮助它保持平衡、借助风力轻松奔跑，我们的泪阜尽管是来自退化了的组织，但也并不像它看起来的那样“无用”，它依然能防止异物进入泪点、保持眼睛湿润。总之，我们的泪阜属于眼睑的一部分，可别把它误认为是眼疾了！

睑裂斑

有一些患者会来问我，陶医生，为什么我的眼睛里也会长斑呢？其实这也是眼睛里的一种变性组织：睑裂斑。它是在眼睛里眼白的部分长出小小的、黄色的凸起。不过，睑裂斑并不会长到黑眼球那里去，也不会影响到我们的视力，大部分情况下都是良性的，可以不用特别处理。

色素沉着和虹膜色素痣

除了“斑”，有些人还会发现眼睛里长了“痣”。有些“痣”是在眼白部分出现棕色的斑斑点点，这种情况其实是眼睛里的色素沉着，随着年纪的增长，色素沉着出现的可能性会增加。眼睛里的色素沉着一般情况下也都是良性的，可以不用管它。

还有一种“痣”是长在虹膜，也就是“黑眼珠”上。我们的虹膜在正常情况下是棕色的，但有时它会长出黑色的痣，这种痣叫作虹膜色素痣。虹膜色素痣有大有小，不过一般都是良性的，保持观察，只

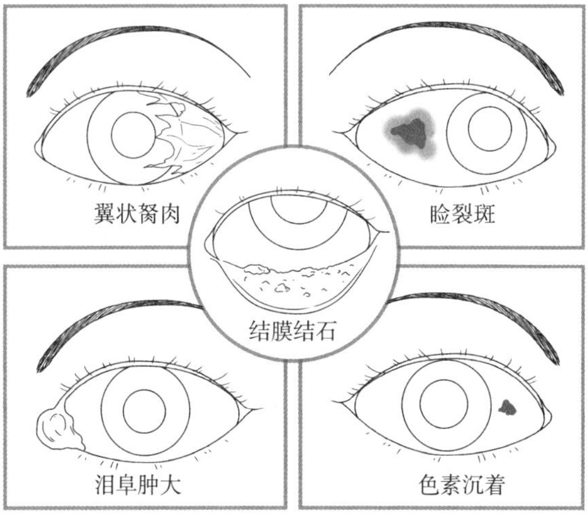

结膜结石、翼状胬肉、睑裂斑、泪阜肿大、色素沉着示意图

要没有突然增大，就无须处理。

除“痣”和“斑”之外，有些小朋友的眼睛看起来会有淡淡的蓝色、紫色的情况，其实这是因为小朋友的眼睛还在发育，巩膜比较薄，透明度比较高，透出了脉络膜的颜色。随着年纪的增长，这种情况慢慢会消失，也不用特别处理。

角膜白斑

我曾经听同事分享过一个令人痛心的案例：一位 29 岁的女士由于多年的角膜白斑来就诊，她一边眼睛的黑眼球已经几乎完全被白色的斑点覆盖了，这只眼睛的视力也几乎没有了。原来，她在 20 年前，也就是 9 岁时，用剪刀不小心戳到了眼睛，受伤后经过手术，恢复过程中就出现了白斑的症状，当时没有得到妥善的治疗，一直发展到后来黑眼球几乎被一层“白雾”覆盖了。20 年后再想治疗，只能通过染色改善眼睛的外观，但是视力很难再恢复了。

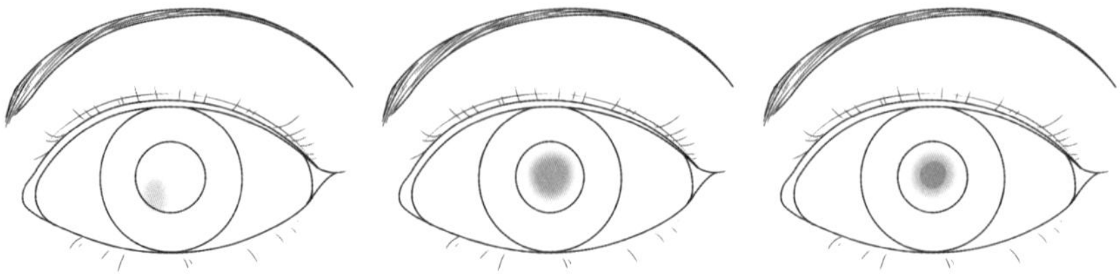

角膜白斑发展示意图——云翳、斑翳和白斑

角膜白斑一般都是病理性的，可能由于外伤、感染或者某些疾病造成角膜病变而引起，也有一部分是先天性的。

一般来说，如果是角膜病变导致的，按照浑浊的严重程度，分为云翳、斑翳和白斑三个阶段。

云翳阶段时，患者看东西会有轻微的模糊，但是如果医生观察虹膜的纹理，还是清晰可见的；斑翳会影响眼内组织的观察，医生看不清虹膜，患者看不清物体；白斑则更加白，眼内的结构是一丝也看不到。由于角膜白斑是一种病理性改变，一旦发现还是应该尽早去治疗。

二、瞳孔竟能变成花瓣状

这天，我们诊室来了一个小伙子，他刚坐下，一抬头，旁边的实习医生就被他的眼睛惊得叫出了声：“他的瞳孔，并不是正常的圆形，而是变成了边缘非常不规则的像花瓣似的模样！”

小伙告诉我们，他是假期在家放松熬夜玩手机之后，出现了这个症状。

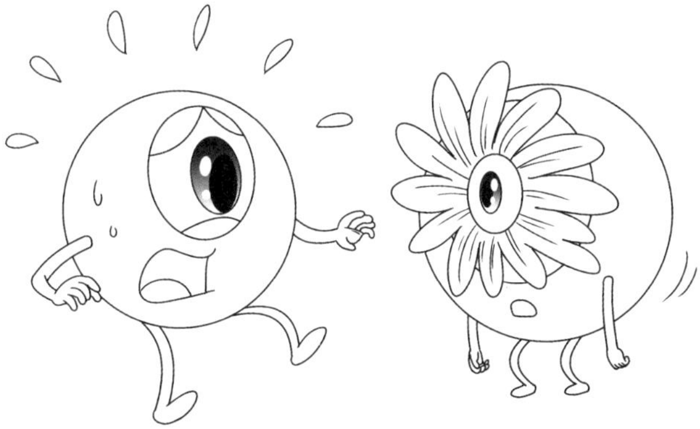

瞳孔变成花瓣状

在正常情况下，我们的瞳孔是一个小黑圈的形状，会随着环境光线强度变化放大和缩小，帮助我们适应不同的光线环境。但是这个小伙因为患有自身免疫性疾病——强直性脊柱炎，又爱熬夜，在晚上光线不好的环境里，长时间地看着手机屏幕，眼睛就会非常疲惫，眼内炎症就趁虚而入了。

检查之后，我们确诊小伙子患上了葡萄膜炎。葡萄膜包括了我们眼睛里的虹膜、睫状体和脉络膜。除了过度用眼、劳累的因素，在很多情况下葡萄膜炎还和身体的免疫状况有关。比如在得了一些炎性疾病，例如感染 HIV，或者发生了自身免疫性疾病的时候，身体里的免疫系统把正常的葡萄膜细胞当成了外敌，开始对它发动攻击，这些都是导致葡萄膜炎的常见因素。

葡萄膜炎对眼睛的影响可不只是瞳孔改变，还可能导致眼睛酸痛、胀痛、充血发红、怕光、流泪，视力模糊等症状。在严重的情况下可能会损害视力，甚至致盲，所以一经发现就要尽快查明原因，对症治疗。

对于葡萄膜炎患者，一般我们会先了解其病史、症状，再做各类

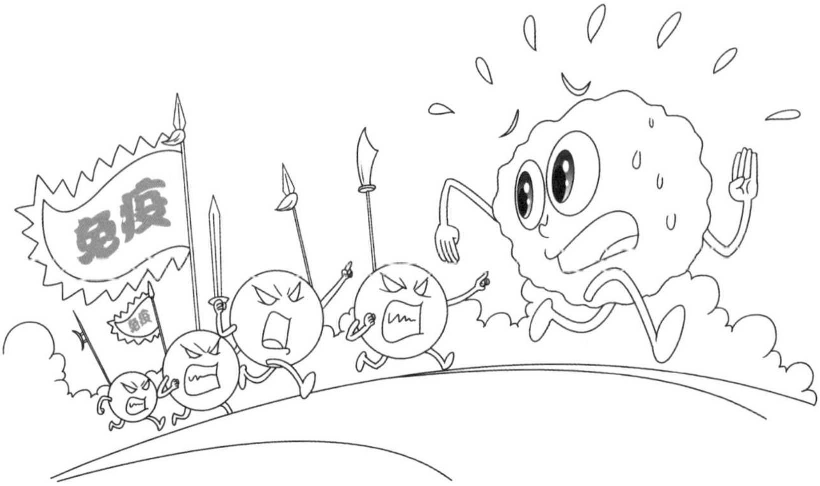

免疫系统攻击正常的葡萄膜细胞，是导致葡萄膜炎的常见因素

检查，例如影像检查（裂隙灯、眼底镜、荧光血管造影、相干断层扫描等）、实验室检验（眼内液检测，结核、梅毒检查等），了解清楚患者属于哪种类型的炎症、严重程度如何，然后根据情况来精准地治疗。

目前有两种新型治疗葡萄膜炎的方式。第一种是利用生物制剂治疗葡萄膜炎，它的原理是给身体里的免疫系统发送一个“停战信号”，让免疫系统停止攻击葡萄膜，这种治疗方法是通过皮下注射或者静脉注射药物来进行的，比传统的糖皮质激素副作用更小。第二种方法是“长效缓释眼内植入剂”，它就像在眼睛里放一个小药盒，里面装着抗炎的药物，可以在眼内缓慢地释放，持续地发挥抗炎作用。这种方法一般用于病情比较迁延不愈、需要长期控制炎症以及黄斑水肿的患者。

三、高度近视者的红色警报

程序员小李来到诊室的时候，神色看起来又焦虑、又疲惫。他最近为了赶一个项目，连续加了几个晚上的班。前天晚上，他深夜下班准备回家时，觉得眼睛有点不对劲，看东西有闪光的感觉，眼前还有很多漂浮物在游来游去。一开始，他以为是太累了，休息一下就好了。第二天，他发现自己的视力下降得很厉害，看东西还似乎有点变形了，吓得他赶紧就来了医院。

听到这种情况，我们立刻给他做了眼底检查，发现小李的眼睛发生了视网膜脱离，需要立马做手术，否则可能会有失明的风险。

像小李这样过度用眼后发生视网膜脱离的情况，眼底的隐患应该很早就埋下了。他本身就有高度近视，又因为工作原因，长时间、高强度用眼，视网膜受到了过度的牵引和拉伸，最终导致了视网膜脱离。

视网膜脱离最常见的高危因素就是高度近视。因为高度近视眼轴拉长，眼睛的结构发生了变化，视网膜被拉伸得更薄、更脆弱，就容易发生脱离。除此之外，年纪的增长也会增加视网膜脱离的风

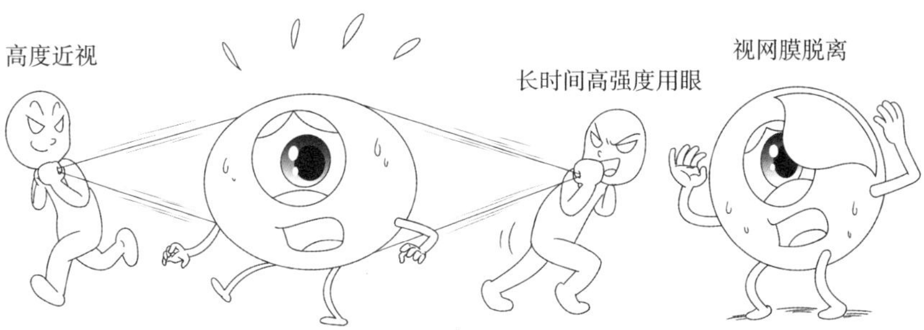

高度近视导致视网膜被拉伸，最终脱离

险。随着年龄增长，眼内的玻璃体逐渐发生液化和收缩，也会牵拉到视网膜。就好比橡皮筋拉久了就会失去弹性，容易断裂，视网膜受到牵拉也可能会出现裂孔，进而脱离。另外，一些眼部手术，如白内障手术、青光眼手术等，可能会改变眼内的结构和压力，也会对视网膜造成一定的影响，有概率引发视网膜脱离。还有一些患者眼部受到外伤，比如被球击中、摔倒、撞到等，导致视网膜出现裂孔或撕裂，从而引发脱离。这种情况在年轻的患者中见得比较多。

除了小李出现的闪光感、飞蚊症状，视网膜脱离的症状还有视力下降、视野缺损、看东西发生变形，等等。视网膜脱离的致盲风险很高，所以一旦发生这些情况一定要高度警惕，立即就医，尽快进行手术治疗。

视网膜脱离的手术原理就是把脱离的视网膜重新贴回去，让它恢复正常的位置和功能。根据患者的具体情况，有三种可能的治疗方法：第一种是视网膜激光光凝术，它利用视网膜的光凝反应封闭裂孔，防止进一步脱离。这种方法只适用于较小的视网膜裂孔和非常早期和局限的视网膜脱离。第二种是巩膜扣带术，它的原理就像给眼睛穿上一件紧身衣，减轻玻璃体对视网膜的牵拉力，让视网膜重新贴合到眼球壁上，这种方法适用于大多数的视网膜脱离患者。如果视网膜脱离已经比较严重了，玻璃体内出现了纤维增生的情况，就需要实施第三种手术——玻璃体切割术。医生会先切除原本的玻璃体，然后在玻璃体腔内注入一些特殊的液体或气体，帮助视网膜恢复平整。手术完成后，一般还需要住院观察一段时间，并且在恢复期严格遵医嘱保持俯卧体位、认真护理、保证休息。

四、看眼睛，为何要刨根问底

在眼科，我们经常会碰见这种情况：患者主诉眼睛有不舒服或视力下降等情况后，我们没有立刻给他做全面的眼部检查，反而先询问他们很多关于全身健康的问题，比如是否有糖尿病、高血压等慢性疾病。有些患者就纳闷了，还会不解地问：“我只是来看眼睛的，为什么要问这些？”

这种“刨根问底”可不是医生想要打探隐私！我们身体的各个器官是相互联系的，很多全身性疾病都可能引起眼部的并发疾病。以下常见的慢性疾病，都有可能引起相关的眼部疾病。

糖尿病

有一位老太太在找到我之前，已经有三年的视力下降、看东西模糊的症状，双眼视力仅剩 0.4 左右。我询问后得知，她患糖尿病已经 15 年了。后来经过详细的眼底检查，我们确定了她患上了糖尿病视网膜病变，眼底已经有出血的情况，需要进行手术治疗，否则很可能发展为失明。

在老年人中，糖尿病属于高发疾病，在我们国家，大约每十名老年人中，就有两名糖尿病患者。像这位老太太这样并发视网膜病变的情况也不在少数。因为糖尿病患者长期处于高血糖状态，会对全身的血管和神经造成损害，其中就包括了眼部的血管和神经，从而引发糖尿病视网膜病变。

高血压

有时候，我路过一些药店、社区中心，能看到有免费给老人们测量血压的地方。高血压在老年人中属于常见病，这些设施能很好地帮助中老年人及时发现高血压或者监测血压状况。

我时常会留意这些地方的科普资料，遗憾的是，虽然经常能看到关于高血压防控的基础科普，但是很少有资料提及高血压对眼睛健康的影响。所以，我也希望看到这本书的读者，能够提醒自己身边的高血压患者，除了关注自己的血压指标，也要多多关注眼部健康，因为长期的高血压会使眼底血管发生硬化、狭窄等变化，导致视网膜的血液供应不足，出现视网膜动脉硬化、出血等病变，严重时也有视盘水肿、渗出性视网膜脱离的风险。

妊娠高血压综合征

除了长期、慢性的高血压，在怀孕期间可能出现的妊娠高血压综合征也可能会影响眼部健康，导致视力下降、眼花等不适症状，甚至可能引发眼底出血、视网膜脱离等眼部病变。在怀孕期间，如果眼睛有不舒服的感觉，千万不要忽视，要及时做眼底检查，以便控制病情的发展。

甲状腺疾病

在生活中，我们有时候会碰到一些人的眼睛总是睁得很大，似乎永远都是“炯炯有神”的状态，这种眼球突出、眼睑退缩的症状，也很有可能是甲状腺疾病的表现。

我们常见的甲状腺功能亢进症（甲亢）、甲状腺功能减退症（甲减）都可能引起一系列眼部问题，原因在于眼部肌肉和软组织出现了炎症。部分甲亢患者可能出现眼球突出、眼睑退缩、复视等症状，部分甲减患者可能出现眼眶内组织水肿、眼睑浮肿等症状。此外，甲状腺激素水平的异常还会影响泪腺的分泌功能，导致泪液分泌减少，引发干眼症。

肾脏疾病

在眼科做久了，时不时会碰到这种情况：患者只是因为视力下降来的医院，检查竟然发现了危急得不得了的大病，立马被送到其他科室住院了。

我就见过一名四十多岁的患者，本以为自己只是视力模糊的小问题，结果竟然被怀疑是急性肾功能不全，当天就给他安排了肾穿刺活检术，最后诊断出有肾损伤。真是太惊险了。

肾脏疾病，比如肾炎、肾损伤等，可能会引发水肿、高血压等问题，进而影响到眼部，导致视网膜动脉硬化、出血、眼睑浮肿、眼球突出等症状。

白血病

如果说要列举一种最令人痛心的眼病，那应该属白血病引起的眼部病变。作为造血系统的恶性疾病，白血病恶性细胞会在全身各组织器官中浸润，也包括眼部，因此可能会引起眼底出血、视网膜脱离、眼球突出等眼部病变。另外，白血病患者由于免疫力低下，也会更容易发生角膜炎、结膜炎等眼部感染。

所以，对于白血病这类造血系统疾病患者来说，定时地检查眼底、尽早确诊眼部并发症，是非常重要的。然而我们要面临一个残酷的现实：全国范围内，大约只有 3 000 名可以进行眼底检查的医生，很难满足患者频繁就诊、检查的需求。但是好在现在AI技术在飞速进步，在医学领域也实现了很多有用的创新，弥补医生资源的不足。我自己也在做这样的努力。

在我发起的“光M计划”公益项目里，就有一个巨细胞病毒视网膜炎的筛查项目。我们的志愿者只需要经过简单的培训，用手持式眼底照相机为患儿拍摄眼底照片，然后上传给我们开发的巨细胞病毒视网膜炎早期筛查人工智能系统，它就可以进行初步的筛查工作。如果算法识别出了小部分疑似有问题的照片，系统再传给有资质的医生进行专业复核。这样一来，AI的效率就能与医生的专业能力相结合，尽可能确保更多患者得到及时的检查。目前我们已经在全国多家医院实施了这个项目，也成功地帮助好几位年轻的血液病患者查出了眼底早期病变的风险，通过及时的治疗，他们将来都可以正常地阅读、学习、工作，欣赏大千世界。

总之，虽然患者来到了眼科，但是在很多情况下，眼睛的健康状况是受到全身疾病影响的。所以大家不用对眼科医生的仔细询问感到奇怪。我们需要了解清楚患者的身体情况，才能更好地给出治疗建议。

在这里，我也要给慢性疾病患者们一个提示，除了关注自身慢性疾病的控制指标和病情进展，也要多多注意眼部的情况。做好慢性疾病管理，是预防全身疾病继发的眼病的主要措施。

慢性疾病管理是一个综合的过程，需要在多个方面共同努力。对于糖尿病、高血压等慢性疾病，需要长期服药控制病情，这是要求有规律地坚持的，不能随意停药或者改变用药剂量，一定要按照医生的处方，按时按量服药，确保不漏服、不忘服。这类需要长期服药的患者，平时可以专门设置一个闹钟，提醒自己按时服药。

另外，除定期体检外，患者自己也要经常监测自己的病情指标，如血糖、血压、甲状腺功能等，将指标控制在合理范围内。

对于慢病管理，最根本的是养成健康的生活方式。保持合理的饮食，多吃蔬菜、水果、全谷类食物，少吃高脂肪、高糖、高盐的食物。每天或者每周有规律地适当运动，如散步、慢跑、游泳等，保持体重在正常范围内。当然，像抽烟酗酒这些不良习惯，一定要尽早戒掉。

需要格外提醒的是用眼习惯。因为很多慢性疾病患者原本的视力状况不错，所以平时生活中根本没有要爱护眼睛的意识，殊不知自己已经是各种眼病的高危人群了！所以，慢性疾病患者在生活中更要注意不要频繁地高强度用眼，避免眼部疲劳和损伤，及时休息缓解。如果突然出现视力下降、眼痛、眼红、眼前黑影等症状，一定要尽快去医院检查和治疗。而且，每年除了常规体检，也要至少进行一次眼部检查，包括视力、眼压、眼底检查，等等。

其实，很多全身疾病继发的眼病在早期是没有明显症状的，等到出现症状时，可能已经错过了最佳的治疗时机。所以切记不要抱有侥幸心理，觉得自己视力状况挺好的，就省去眼部检查。一定要把眼部检查放在自己的年度必做清单上！

眼部疾病可大可小，一些看起来很奇怪的“斑斑点点”，有可能对视力健康并无大碍；而一些看似问题不大的疾病或症状，却有可能埋下失明的危机！看来，对于疾病的判断，也不能“以貌取人”，有拿不准的症状，一定要去眼科咨询医生。

第十四章

眼圈眼袋，拿什么阻止你们

一、年纪轻轻，也会有“熊猫眼”

2025 年，电影“魔童”小哪吒的形象火了，我和家人也去影院看了这部电影。和我印象中哪吒的传说相比，电影里面的情节做了很多有创意的改编。尤其是小哪吒的形象：厚厚的黑眼圈，放在一个精力旺盛的小孩脸上，反差感十足。

后来，我看到了一则幕后采访，原来这一版小哪吒形象的灵感来源就是导演和其他幕后人员在制作过程中全年无休、没日没夜奋斗后“熬”出来的黑眼圈！我看到不少网友调侃：“原来小神仙也要加班呀！”也有人认真地发出疑问：“这么小的小朋友，真的会有这么重的黑眼圈吗？”

动画形象的设计有何用意，这一点是众说纷纭。但要说黑眼圈这个问题，那可就说到了我的专业领域。一般情况下，小朋友只会在偶尔熬夜后、感冒鼻塞时，短暂地冒出黑眼圈。因为他们的皮肤修复能力要比成年人更好，所以只要好好睡一觉，黑眼圈就能很快地消退。

不过，像小哪吒这样，黑眼圈长期挂在脸上的情况，也是有可能存在的，这就是遗传基因的作用了。有些孩子明明一直吃好睡好，却总是挂着一双“熊猫眼”，那可能是孩子天生眼周皮肤薄、血管明显导致的。

但是如果孩子平时没有黑眼圈，突然之间出现了这样的症状，而且在好好休息后也没有恢复，总揉眼睛、打喷嚏，那家长就需要留意了，这有可能是过敏性鼻炎或者过敏性结膜炎的信号。

要细说起来，黑眼圈其实分为好几种类型，它们的成因和表现各不相同，应对的方式自然也有所不同。

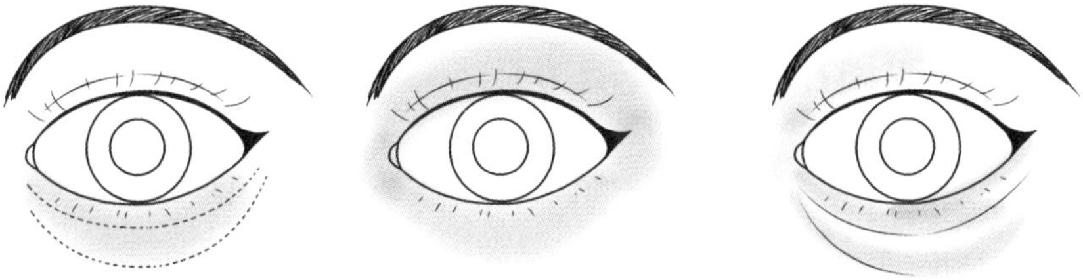

血管型黑眼圈、色素型黑眼圈、结构型黑眼圈对比图

我们生活中最常见的，就是像哪吒的创作人员一样加班赶工后的“同款”黑眼圈，这种由于熬夜、缺乏休息形成的黑眼圈属于血管型黑眼圈，一般是青紫色的。这是因为在我们熬夜期间，眼睛一直在工作，但眼周的血液循环却在变慢。这样一来，血液里的废物堆积、还原血红蛋白增加，血液的颜色就会变深，再加上眼部的皮肤很薄，眼圈就会呈现出青紫色。

和熬夜后暂时出现的血管型黑眼圈不同，另一种长期挂在脸上的黑眼圈是色素型黑眼圈，它看起来更接近于褐色。色素型黑眼圈有可能是遗传得来的。有些人的家族中有黑眼圈的遗传倾向，这可能是由于他们眼部皮肤较薄、血管明显，也可能是因为他们的眼部皮肤更容易沉积色素。就像我们有些人天生皮肤白皙，而有些人天生肤色较深一样，这些都是基因决定的。紫外线的照射也可能会刺激眼周肌肤沉积黑色素，形成色素型黑眼圈。还有一些人在眼部过敏、感染后，眼周局部也有可能会出现黑色素的沉积。

最后，还有一类黑眼圈是由于泪沟或者眼袋在眼下形成的阴影。泪沟凹陷、眼袋凸起，在光线的照射下，眼睛下面就会投射出一片阴影，看起来就像挂上了厚厚的黑眼圈。这种黑眼圈叫作结构型黑眼圈。

二、眼袋并不是老年人专属

说到眼袋，它也是很多人烦恼的眼部皮肤问题。眼袋的形成，最大的影响因素就是年龄。随着我们年纪的增长、皮肤的老化，眼周肌肤也逐渐变得松弛。就像一根橡皮筋，过去它弹力十足，能把眼下的脂肪牢牢兜住。随着它逐渐变松，眼下脂肪失去了有力的支撑，就会随着重力而下垂，慢慢形成了眼袋。我们可能在生活中见到很多老年人都或多或少出现了眼袋，这是衰老的自然过程。

不过，眼袋也并非老年人的专属标志。和黑眼圈一样，眼袋也受基因和家族遗传的影响。有些家族的人，眼眶周围的眼轮匝肌比较发达，或者眶隔比较薄弱，脂肪容易向前鼓出来，形成眼袋。这种遗传性的眼袋往往比较顽固，也可能会随着年龄增长越来越明显。

当然，现在的年轻人工作压力大，熬夜也成了家常便饭，所以眼袋也在年轻化。当我们熬夜时，眼睑部位血液循环不畅，时间一长，血管周围的组织就会出现水肿，脂肪和皮肤也会随之下垂，眼袋就逐渐形成了。所以，常熬夜的人，黑眼圈和眼袋往往会同时出现。

除了年龄、遗传和熬夜用眼过度等因素，某些疾病也可能会导致眼袋。例如肾脏疾病、甲状腺疾病可能会导致病理性水肿，在眼部形成眼袋。所以，如果在没有熬夜等其他因素的情况下，眼袋突然变大，伴随身体其他部位的浮肿，那就一定要尽早去医院做个全面的检查，抽血查查肾功能指标，这一点特别重要。

其实像黑眼圈、眼袋这样的眼周问题，是不太会影响健康的，主要影响美观，让人看起来缺乏精气神。就像这一版创新的“魔童”小哪吒的形象，和我们记忆里眉清目秀的哪吒相比，给人感觉个性“黑化”了很多，估计这种感受也离不开他脸上厚重的黑眼圈的衬托。那么，我们在生活中怎么样保持眼周美丽呢？

最重要的当然是保证充足的睡眠，让身体能有足够的时间进行自我修复和新陈代谢。睡眠的方法也有讲究，不只是早睡早起，睡够七八个小时这么简单。首先，要想减少眼圈眼袋的发生，我们要选择一个舒服的睡姿，最好是仰卧或者侧卧，不要趴着睡，否则容易压迫眼周的血管，促进眼袋、黑眼圈的形成。同时，睡觉时营造一个安静、黑暗的睡眠环境也很重要，这样可以促进褪黑素的分泌，提高睡眠质量。安装一个厚实的、遮光性强的窗帘或者戴上睡眠眼罩，都可以帮助我们的眼睛在睡眠中得到充分的休息。

我还会特别建议大家建立一些睡前仪式感，在入睡前的一小时放下手机和其他电子屏幕，做一些对眼睛和大脑的刺激较小的活动，比如泡泡脚、听听音乐、做做拉伸和热敷，这样不仅能让眼睛充分地放松，也能让我们有一个更好的睡眠。

三、消除黑眼圈，别看“牌子”看“里子”

现在很多人都是“装备党”，每次我跟大家科普改善眼周情况的生活习惯时，都会有人来找我推荐产品。市面上有很多化妆品打着祛黑眼圈的功效，但这个成分有没有用、那个牌子可不可信，众口不一。我还看到过网上的各种“攻略”，分为两大派别，一种是“大牌党”，他们认为想要淡化黑眼圈，一定要舍得花钱去买那些有专利的大牌眼霜。还有一种是“成分党”，他们表示牌子不重要，成分才重要，甚至还挖出了一个“跨界好物”——某品牌痔疮膏。据他们说，

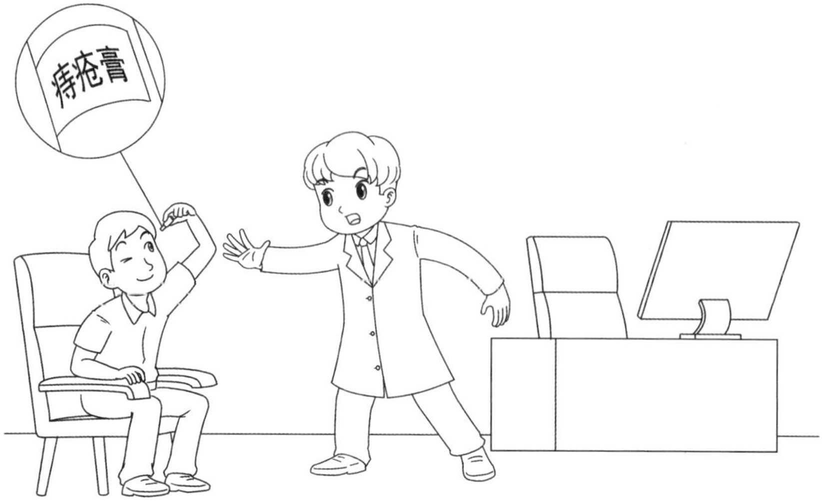

为了应对黑眼圈，有人居然用起了痔疮膏

用这个品牌痔疮膏涂抹眼部肌肤，对黑眼圈有奇效！

我当然很好奇，也去认真研究了这个痔疮膏的功效。在我看来，它对于改善眼周的血液循环也许能起到一些作用，所以如果是熬夜后形成的血管型黑眼圈，那它多少还真可能有点帮助。但如果是色素型、结构型黑眼圈，那它就没什么用了。

另外别误会，我并不鼓励大家用它去涂抹眼部皮肤。现在化妆品、护肤品的选择已经很多了，我认为没有必要为了猎奇硬要在眼部用痔疮膏，毕竟它不是眼部专用的产品。眼部皮肤非常娇嫩，痔疮膏里面的一些成分并不适合眼部皮肤，有可能会刺激眼睛，引起过敏等症状。如果想要借助外用的产品缓解黑眼圈、眼袋，可以去选择含有维生素 C、咖啡因等成分的眼霜。维生素 C 具有抗氧化的作用，能够抑制黑色素的生成，减少色素沉着，从而改善色素型的黑眼圈；而咖啡因则可以促进眼部血液循环，减轻眼部水肿，对缓解血管型黑眼圈和眼袋有一定的帮助。

在使用眼霜时，手法尽量温柔一点，最好用点涂的方式敷上，然后用无名指轻轻地按摩吸收，不要用力地用手拉扯或揉搓，因为眼部的皮肤比较薄，过于用力很容易造成皮肤松弛，反而有可能加重眼袋。

除了使用眼霜外，眼部的防晒更值得注意。长时间接受紫外线刺激，不仅容易加重黑眼圈、眼袋，对于我们的视力也有影响。所以，如果需要在阳光强烈的地区和时间外出，要记得佩戴太阳镜、做好眼部防晒。

在饮食方面，可以多吃一些富含维生素C和花青素的食物，比如蓝莓、柑橘、菠菜等，这些营养素有助于促进眼部的血液循环，减少色素沉积。另外，想要减少眼袋的发生，还需要避免重盐、重油、重口味的食物，预防眼部浮肿。而且，随着年纪的增长，在日常的饮食中也可以有意识地适当增加蛋白质的摄入，多吃鸡蛋、瘦肉、鱼虾等食物，可以帮助我们维持皮肤和肌肉的弹性，从而起到延缓眼部肌肤衰老的作用。

最后就是要培养良好的用眼习惯，戒掉长时间“刷屏”的习惯，避免过度用眼。每当我们工作一段时间后，记得让眼睛也休息休息，做做眼保健操或者用加热眼罩热敷一下，促进眼部的血液循环，减少血管型黑眼圈的发生。

当然，针对黑眼圈，在很多医院的整形科和市场上的医美机构里也有很多的改善方法，从原理来看，主要分为填充法和激光疗法两种。

填充法适用于泪沟或眼袋形成的结构型黑眼圈。通过注射玻尿酸或胶原蛋白填充眼下凹陷的部位，使它看起来更平整，从而改善眼部的凹陷和阴影。而激光治疗法则是利用激光的能量去刺激皮下组织、

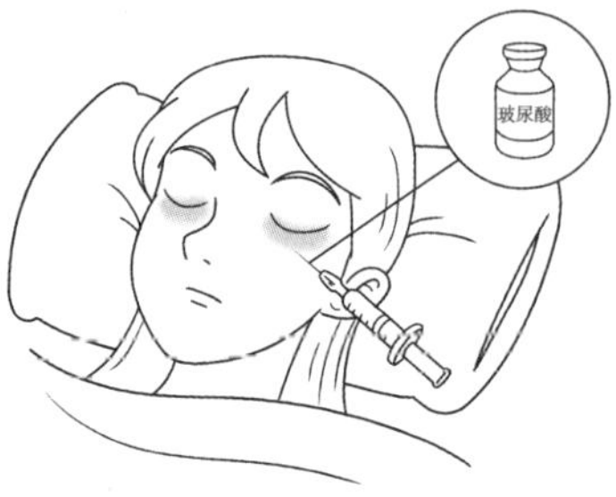

填充法

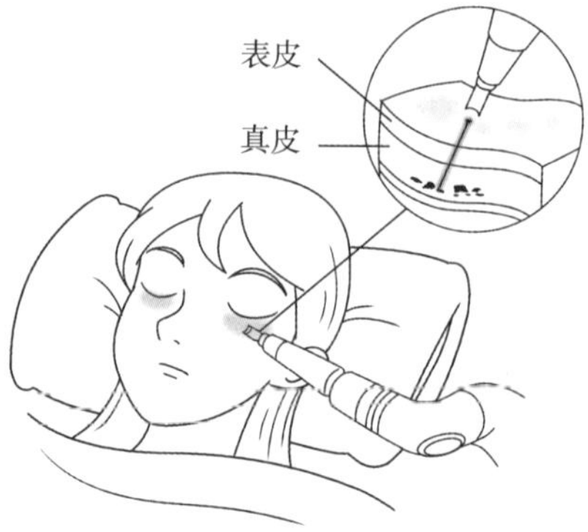

激光疗法

填充法与激光疗法祛除黑眼圈示意图

粉碎色素颗粒，从而祛除黑眼圈。这种方法主要是用于改善色素型黑眼圈的。

四、祛除眼袋，年轻十岁

一般来说，眼圈、眼袋的问题不涉及眼部的器质性病变，都是由医院里的整形外科来进行治疗的，尤其是眼袋，需要进行整形手术。对于眼科医生来说，有一点“超纲”。虽然“超纲”，但眼科医生也是做眼袋切除术的！

我曾经有一名35岁的女性患者，之前由于葡萄膜炎来就诊，在我的治疗下已经得到了很好的恢复，视力回到了1.0的水平。但是她自己却仍然焦虑不已，专程又来找我咨询，担心是否会复发、未来是否有失明的风险……我苦口婆心地劝了她整整十分钟，她的眼神中依然笼罩着担忧的雾霾。

我看着她充满担心和纠结的神情，突然灵机一动，试探着对她说：“其实要说你现在的眼睛还可以做什么改善，我倒觉得你的眼袋好像有一点大。”没想到，她立即连声附和：“对对对，我们家里有遗传，我爸爸眼袋就很大，这么多年经常有人说，我想这是遗传的嘛，也没什么办法。”

我告诉她：“我们医院不光眼科厉害，割眼袋也是一绝！要不要考虑把眼袋去了？马上让你看起来年轻十岁！”

她非常激动，立刻表示要做，眼睛里的光都亮了。后来我给她详细介绍了去除眼袋的手术，她很开心，当下就拍板决定要去眼袋，原先因为葡萄膜炎产生的焦虑情绪也被一扫而光了。

这件事也带给我很深的感触。有些时候，我们医生仅仅关注到了患者眼前的问题，面对他们的疑惑、焦虑，我们只能喋喋不休地重复一些“知识点”，一事一议或者很苍白地安慰他们“别担心、问题不大、会恢复的”，这些话其实对患者的担忧心理并没有很大的改善。但当我们把视角拔高，从整体的层面去发现某些潜在的问题，也许能找到患者真正焦虑的来源。在我看来，拥有这种“指东打西”的能力，也是一种医术的提高——不仅局限于解决表面的问题，而是要用过人的洞察力和同理心，帮助患者真正地改善他们的身心健康和生活质量。

说回眼袋手术，在这里我也给大家简单介绍一下。眼袋手术主要有两种术式，内切法和外切法。

内切法就是从下眼睑的内侧做一个微小的切口，把膨出的脂肪取出来。这种方法比较适合轻度眼袋、皮肤紧实、没有出现松弛的年轻人。它的优点在于伤口隐形（不会在外面看得见的地方留下瘢痕）、

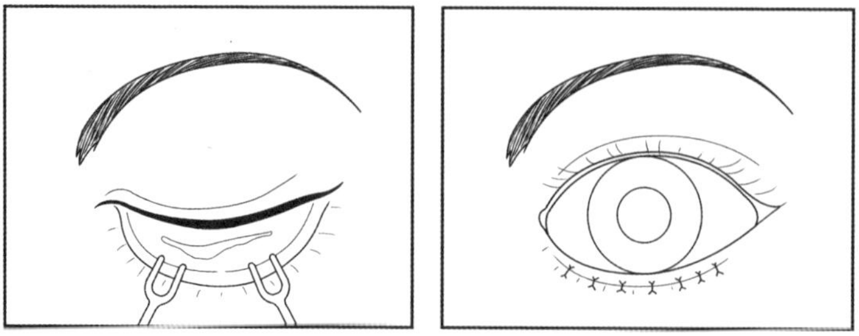

内切法　　外切法

内切法 vs 外切法祛眼袋示意图

恢复较快。而外切法则是从下眼睑睫毛下缘的位置做一道切口，把多余、松弛的皮肤去除，并且取出膨出的脂肪，再进行缝合。相较于内切法，这种方法需要缝合、拆线，恢复得比较慢，更适合眼袋非常明显、皮肤松弛、有皱纹的人群。至于怎么选择，大家在检查后听医生的建议即可。

关于眼圈眼袋，我非常希望大家不要有这样的心理压力——“没有黑眼圈，眼睛才是好看的”或者“有眼袋、黑眼圈就抬不起头来”。我始终相信，任何情况下，自信、健康就是最美的状态。更何况，在我这个眼科医生看来，眼睛最重要的就是眼底健康，视觉质量好，而不是它的外观如何。但如果这件事已经压在你的心头很久或者去掉它可以让你更阳光、更自信，那也不妨大胆地去尝试。

第十五章

关于摘镜手术，你想知道的都在这里

一、“摘镜”不等于治好近视

平时和亲朋好友聊天的时候，经常会有人向我打听：“近视十几年了，一直想去做个‘摘’镜手术，但总是下不了决心。你建议我去做近视手术吗？”

作为一名眼科医生，这个问题几乎是我被问到的频率最高的问题之一。一方面是因为近视实在是太常见了，另一方面也是因为近视的朋友要每天戴着眼镜，确实是挺麻烦的。尤其是高度近视，只要醒着，一分钟都离不开眼镜，否则就是“三米外雌雄难辨，五米外人畜不分”，简直寸步难行。

很遗憾，我不能直接给各位一个明确的答案，告诉大家要不要去做近视手术。负责任地说：“眼科医生只能在了解清楚你的眼部状况之后，确定你的眼睛是否可以做近视手术。”至于最终要不要做，只能由本人决定。我能做的也只是给大家普及一些关于近视手术的知识，破除一些常见的误区。

首先要明确的是，即便是有近视手术，也并不存在“治好”近视这个说法。我在前面的章节已经介绍过，近视的原理是眼轴被拉长了，导致光线没有办法正确地聚焦在视网膜上。本质上来说，近视者眼睛的结构发生了改变，这是近视手术无法逆转的。近视手术只能做到通过切削角膜或者植入人工晶体，来调整光线进入眼睛的折射角度，从而使焦点重新落在视网膜上。这只是光学矫正，并没有改变眼轴过长、眼底结构改变的问题。

一句话来说，近视手术能做到的只有一件事：帮大家矫正屈光、摘掉眼镜。它不能彻底“治好”近视——不能逆转异常的眼底结构，

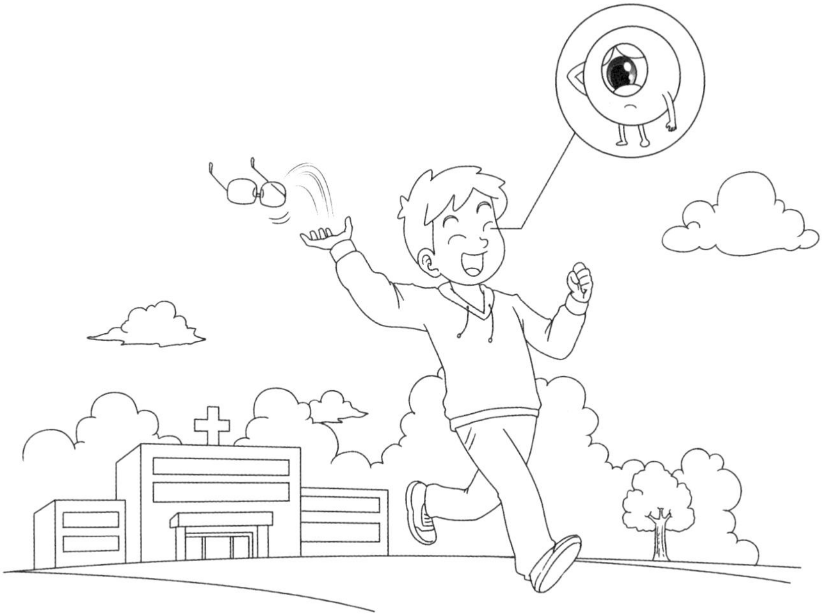

近视手术只能矫正屈光，眼底情况并未改变

不能控制近视未来的发展，也不能消除高度近视带来的青光眼、黄斑病变等并发症的发生风险。

其次，我必须要提醒大家，虽然近视手术技术已经比较成熟了，但任何手术都有风险，近视手术也不例外。摘镜后有可能会发生一些后遗症，比如干眼、夜间的眩光、光晕等症状，这些症状在术后早期可能会有比较明显，但多数人会慢慢恢复。还有少数人会在术后出现视力波动、视力回退的现象。这些并发症在一定程度上是概率问题，不能百分之百避免，所以大家在做决定之前也要有心理准备。

写到这里，看起来有点像在“劝退”大家。但是可别误会，我自己本人其实也是近视手术的受益者。早在2003年，我就去做了近视手术，手术方法是当时还比较普遍的准分子激光原位角膜磨镶术

（laser-assisted in situ keratomileusis，LASIK）。当然，现在更主流的全飞秒激光手术、半飞秒激光手术，技术更加成熟、效果更稳定。

我选择做近视手术，最主要的原因当然是戴着眼镜很不方便。平时想做一些运动，例如打球、游泳，多少都会受限制。另外，在寒冷的天或雨天，眼镜经常会潮潮的、雾雾的，很影响视觉体验。而且有时候睡醒后，我还会忘记昨晚把眼镜放在哪儿了，摸索着找半天，很不方便。

除了这些生活上的原因，我想要摘镜，还有相当一部分是出于工作上的需要。作为一名眼科医生，我经常需要用一种叫作“间接眼底镜”的装备给患者检查眼睛。这个装备是头戴式的，如果戴着眼镜再去戴它，会压得很不舒服，也会影响到观测的效率。所以，我就决定通过手术摘掉自己的近视眼镜。到今天为止，我都不后悔这个选择，因为摘镜确实让我的生活、工作都更加便利了。

和我那时的条件相比，现在主流的全飞秒激光手术、半飞秒激光手术恢复得更快、更好。它们都属于激光手术，原理就是利用激光精确地切削角膜组织，让光线能够通过角膜准确地聚焦在视网膜上，达到矫正屈光的目的。

除激光手术之外，还有另一种可以实现摘镜的手术：有晶状体眼后房型人工晶状体（implantable collamer lens，ICL）植入。这种手术有点像在眼睛里面植入了一副可以永久使用的隐形眼镜，通过在眼睛里放入一枚与患者度数相适应的、特制的“超薄隐形眼镜”来改变光线的聚焦位置，从而矫正视力。

总之，全飞秒激光手术、半飞秒激光手术都属于激光手术，是在给眼睛做“减法”，而 ICL 手术是在给眼睛做“加法”，它们的原理完全不同，也分别适用于不同的人群。

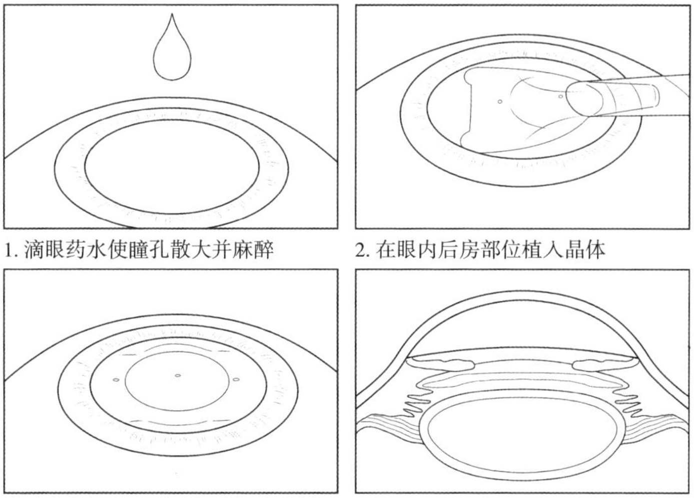

1. 滴眼药水使瞳孔散大并麻醉　2. 在眼内后房部位植入晶体

3. 调整晶体位置　4. 矫正完成

ICL 手术原理示意图

二、全飞秒激光手术、半飞秒激光手术、ICL 手术，你适合哪种

我见过不少人，自己在家心理斗争了好几个月，才下定决心来到医院了解摘镜手术。结果一来才发现，原来“决心要做”还只是第一个坎，接下来要面临一次非常全面的眼睛检查，而且有可能，你的眼睛情况，可能并不适合你倾向的术式。

比如很多患者都听说过全飞秒激光手术恢复快、时间短，而且名字听上去好像是“最厉害”的，一来就说想要做全飞秒激光手术。但其实全飞秒激光手术并不是想做就能做的，要根据近视的度数、角膜的健康情况等因素综合判断。

全飞秒激光手术的“全”字，指的是手术的全程仅使用飞秒激光，这种激光能够在极短的时间内精确地切削角膜组织。所以全飞秒激光手术的手术过程比较简单，用时也很短，每只眼睛只需要几分钟的时间，而且手术的切口比较小，恢复也很快，手术后的第二天就可以正常地用眼和生活了。

相比之下，半飞秒激光手术则是先用飞秒激光制作角膜瓣，也就是把角膜的表层掀开一小部分，再用另一种准分子激光去更加精细地打磨角膜。所以半飞秒激光手术的过程要更加复杂，用时也会比全飞秒激光手术久一些。而且由于要制作角膜瓣，它的切口也会比全飞秒激光手术要大一些，需要更多的时间来恢复。另外，由于角膜瓣的存在，受到剧烈撞击后有移位的风险，所以手术后 3 个月内在日常生活、运动中要格外小心避免冲撞，并且避免进行极限运动（请参考第二章的手术示意图）。

虽然半飞秒激光手术更麻烦一些，但它也有优点。由于它对角膜的打磨更加精细，对于有高度近视、角膜已经很薄的人来说，做半飞秒激光手术就不用“牺牲”掉过多的角膜。另外，还有一些患者角膜形态不太规则，有高度的散光，需要定制切削的手术方案，这也是全飞秒激光手术做不到的，这类患者也更加适合半飞秒激光手术。

总体来说，全飞秒激光手术比较适合散光度数在 500 度以内，角膜厚度合适、眼部健康的人群，而半飞秒激光手术更加适合有 500 ~ 600 度散光、有其他眼部问题、角膜形态不太规则的人群。不过，每个人的眼睛状况不同，具体选择哪一种需要经过医生的详细检查后综合判定。

不论是全飞秒激光手术还是半飞秒激光手术，都需要“削掉”一部分的角膜。对于近视度数超过 1 000 度的患者来说，角膜往往已经

全飞秒激光手术

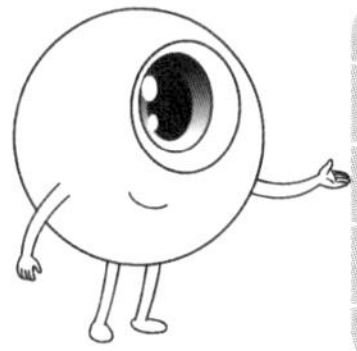

手术原理	飞秒激光切削角膜
适合度数	近视 200 ~ 1 000 度，散光≤ 500 度
角膜要求	角膜厚度足够且形态规则
适合人群	角膜条件良好者；追求快速恢复者；运动员等易碰撞职业
核心优势	安全性高，切口小，抗冲击性强

半飞秒激光手术

手术原理	飞秒激光制瓣 + 准分子激光切削
适合度数	近视 100 ~ 1 000 度，散光≤ 600 度
角膜要求	角膜厚度适中，允许轻度不规则
适合人群	散光较高或角膜轻微不规则者；需个性化矫正者
核心优势	个性化矫正，适合复杂散光

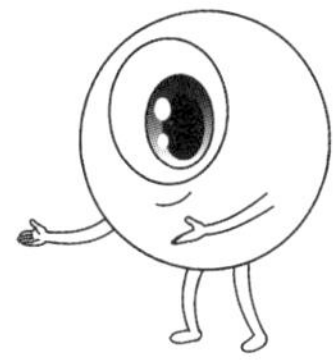

ICL 手术

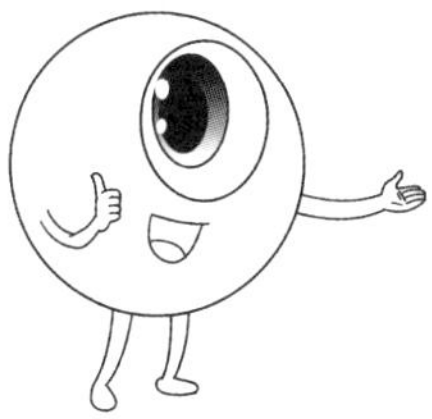

手术原理	不切削角膜，植入人工晶体
适合度数	近视 50 ~ 1 800 度，散光≤ 600 度
角膜要求	角膜薄或形态异常也可适用
适合人群	超高度近视者；角膜薄无法做激光手术者
核心优势	不损伤角膜，矫正范围广

三种近视摘镜手术的区别和适用人群

被拉伸得很脆弱了，这种时候就不适合激光手术了，就要考虑给眼睛做“加法”的 ICL 晶体植入术。因为它相当于在眼睛里放入一片隐形眼镜来调整眼睛的屈光度，无须损伤角膜，所以一般近视度数不超过 1 800 度、散光不超过 600 度的人群，都是可以通过这个手术来矫正视力的。对于角膜比较薄的人群来说，ICL 会是一个更适合的选择。

不同类型屈光手术的比较

	全飞秒激光手术	半飞秒激光手术	ICL 晶体植入术
手术原理	飞秒激光切削角膜	飞秒激光制作角膜瓣 + 准分子激光切削角膜	不切削角膜， 植入人工晶体
适合度数	近视 100 ~ 1 000 度， 散光≤500 度	近视 100 ~ 1 000 度， 散光≤600 度	近视 50 ~ 1 800 度， 散光≤600 度
角膜要求	角膜厚度足够 且形态规则	角膜厚度适中， 允许轻度不规则	角膜薄或形态异常 也可适用
适合人群	角膜条件良好者； 追求快速恢复者； 运动员等易碰撞职业	散光度数较高或角膜轻 微不规则者；需个性化 矫正者	超高度近视者；角膜 薄无法做激光手术者
核心优势	安全性高，切口小， 抗冲击性强	个性化矫正， 适合复杂散光	不损伤角膜， 矫正范围广

三、近视手术，不是想做就能做

很多朋友不知道，其实眼科也有“淡旺季”，每到寒暑假，我们往往会迎来一大批来看眼睛的学生和家长。有些刚结束高考的学生爱美心切，希望能在大学之前就摘掉眼镜，“改头换面”，迎接自己充满期待的大学生活。很可惜的是，如果没有超过 18 岁，近视手术是不被允许的，必须等眼睛发育成型，同时用眼压力不那么大、度数比较稳定之后，再考虑手术。类似的，如果年龄超过了 45 岁，我们也会建议谨慎考虑近视手术。因为随着年龄的增长，眼睛也在变得越来越脆弱，恢复能力没有年轻人那么好，同时，这个年龄也面临着老视，而近视手术只能解决近视和散光问题，不能解决老视。

除了年龄因素，还有一些情况是绝对不能做近视手术的，在医学上我们称为“绝对禁忌证”。

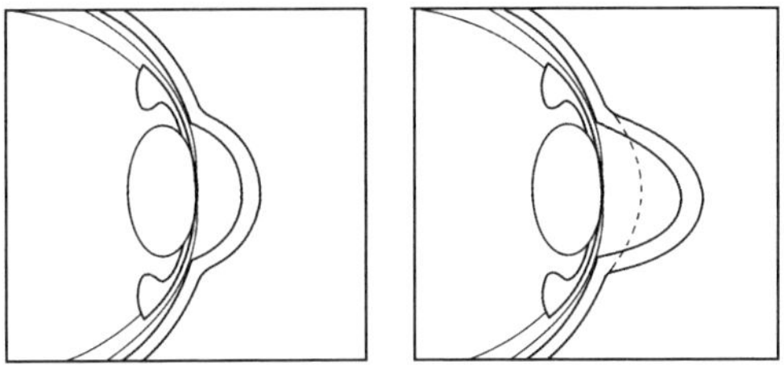

正常角膜与圆锥角膜示意图

近视手术最典型绝对禁忌证的就是圆锥角膜。它一般是由基因变异导致的，表现为角膜的中间变薄、向前突出，形状就像一个小小的圆锥。如果患有圆锥角膜，那么激光手术很有可能刺激它加速发展，到最后甚至会需要角膜移植。为了避免这种情况，我们在手术前期检查中，都会做一种叫“角膜地形图”的检查。不知道大家还记不记得上学时地理课学过的等高线地形图？角膜地形图就和它很像，通过机器扫描眼睛后，我们可以看出角膜表面的“地形”哪里凸出、哪里凹陷，从而判断圆锥角膜的存在。

另外，如果眼底出现了问题，比如眼底检查发现有视网膜脱离或者裂孔，这些情况也是不能做激光近视手术的。对于轻微的视网膜裂孔，可以先进行激光封闭，以后恢复好了再考虑近视手术。还有一些眼表出现炎症、平时有干眼症状、度数发展还不稳定的人群，也都需要在炎症恢复、症状和度数稳定了以后再考虑近视手术。

身体情况也需要纳入考量中。如果患者有糖尿病、自身免疫性疾病，处于妊娠期、哺乳期等情况，也是不能做激光近视手术的。除此之外还会有一些不适合手术的特殊情况，所以在制订手术方案之前，医生会进行一系列的眼科和全身检查，来判断是否适合进行手术，并选择合适的手术方案。

四、准备工作，和手术同样重要

我经常在一些医疗剧里面看到这样的情景：患者本人或者家属握着医生的手，请求他们一定要“好好做、用心做”这台手术。这种心情我可以理解，不过作为医生，不论是否有人叮嘱，每一台手术我们都是尽心竭力，都想取得最好的效果、给予患者最大的帮助。

其实这个剧情，在现实中的情况反而经常是反过来的：医生苦口婆心地叮嘱患者要“用心准备、好好休息”，记住哪些事情必须要做，哪些事情绝不能做。

因为一台手术的效果如何，其实只有一半功夫在手术台上，还有相当重要的一部分在于围手术期患者的准备以及后期的照护。近视手术也是如此。

近视患者如果平时有长期戴隐形眼镜的习惯，可能会影响角膜原本的形态，需要在近视手术之前停戴一段时间的隐形眼镜，让角膜有时间恢复到相对自然的状态，这样在术前的角膜检查中，我们也能得到更准确的数据。对于平时戴软性隐形眼镜的患者，术前需要停戴至少一周，戴硬性隐形眼镜的患者需要停戴至少三周，如果是戴角膜塑形镜的患者，则要停戴至少三个月。

在手术之前，医生会安排全面的眼部检查，包括角膜厚度、角膜曲率、眼压、眼底检查等，确保患者的眼睛状况符合手术条件。定下手术日期之后，还会给患者开抗菌眼药水，嘱咐其在术前的一段时间内遵医嘱滴用，减少眼内细菌、微生物的数量，让眼睛在手术时保持一个相对清洁的状态，大大降低手术感染的风险。

另外，由于激光手术过程中需要睁眼盯着一个固定点，让激光精准地作用于眼部，很多人可能会不适应，所以可以在手术的前三天提前进行注视训练，方便在手术过程中更好地配合医生。训练时可以在一个安静的环境中，盯住一个固定的光源，比如手电筒的光束，每次注视 30 秒左右，然后休息一下眼睛，重复多次。这样上了手术台后，就具备了稳定注视固定点的经验，心里也不会那么紧张，可以让医生更好、更快地操作。

很多人在手术前几天就开始紧张，在家里坐立难安，睡也睡不好，吃也吃不香，这种心态一定要尽早调整，否则上了手术台，情绪过度紧张或者由于没休息好而过度疲劳，都会影响手术的配合度和最终的手术效果。所以，在手术之前，要确保自己需要了解的注意事项都了解了，需要做的准备都做好了，其他时间就该吃吃、该睡睡，保持一个好的心态，手术台上的事情就放心地交给我们医生吧！

当然，近视手术的术后恢复同样重要。虽然说激光手术恢复得快，一般做完全飞秒激光手术第二天就能正常用眼，但这不意味着患者一下了手术台，就可以什么都不用管了。

最重要的是在术后按照规定每天按时用药。一般在近视手术后，医生会根据手术类型和个人情况开具抗菌眼药水、抗炎眼药水，以及人工泪液等。抗菌眼药水是用来预防感染的，抗炎眼药水可以减轻术后眼部的炎症反应，人工泪液则有助于缓解可能出现的干眼症状。一般来说，前两种都需要每天定量地使用，这是保证手术效果、促进眼部恢复的重要环节。所以一定不能自行增减药量或者更换药物品种。

在手术后的一个月之内，要尽可能地避免外力的刺激，不揉眼睛、不参与篮球、拳击等有冲撞风险的剧烈运动，也不要去健身房“撸铁”或者抬重物。当然，像散步、太极这些轻度的运动是可以的。

手术后的眼部清洁也要格外注意，尽量在术后一个月之内避免在眼睛周围化妆，平时洗澡也要小心，别让脏水、沐浴露、洗发水流到眼睛里，否则容易导致伤口感染。手术后三个月内，不要去游泳。

除了对眼睛的养护，在术后恢复期，养成健康的生活习惯也很重要。尽量在这一个月内不抽烟、不喝酒，保证充足的睡眠和清淡、营养的饮食，特别是要注意眼部的休息，不要刚一做完手术就过度用眼，给眼睛带来太大的压力。

在手术后一个月内，视力可能会有所波动，这属于正常的现象，一般到恢复的后期就不会再出现了。如果做的是 ICL，还可能会有重影、眩晕等症状，这也是刚开始眼睛不习惯导致的，后续也会慢慢恢复。所以如果有这些症状，不必过度焦虑，只需要按照医生的叮嘱，按时用药、好好休息、按规定去复查眼睛，很快你就可以重新体验到摘镜的便利生活了！

虽然我自己很早就做了近视手术，也对它的效果比较满意，但我依然不建议任何人冲动地选择近视手术。我分享自己的经历，是希望为不了解它的人破除一些误解，也给了解过后仍然犹豫不决的人一些信心和鼓励，至于最终的决定如何，只能由你本人作出选择。在我看来，之所以建议 18 岁以后再考虑近视手术，除了生理发育方面的因素，其实对于青年人来说还有另一方面的积极意义：成年以后，你会发现自己的每一个选择，都会伴随着令人心动的前景，也存在出现风险的可能。做足功课、权衡利弊、想清楚自己需求的优先级，这也是我们人生面对所有重大决策时必然要经历的心路历程，任何人都不能替你妄下决定。

第十六章

我们要如何与电子产品共处

现在有很多人都把手机、平板电脑这些电子设备当成自己最好的朋友，走到哪刷到哪，甚至对它们产生了“分离焦虑”，如果手里没抓着它们，没几分钟就觉得心慌意乱。我能够理解这种心情。毕竟，和一个人类朋友交往并不容易，你要花时间倾听对方的喜怒哀乐，给对方提供情绪价值。不仅如此，交朋友还很讲究缘分，有时你觉得自己什么都做了，可是朋友却依然和你产生了分歧或者渐行渐远。相比之下，一个电子好友就“方便”多了。它可以随时随地为你提供24小时的陪伴，召之即来，挥之即去，内有大千世界任你遨游，从不会让你觉得无聊。

但是要小心，电子好友是会“背刺”我们的。作为一名眼科医生，我每天都会见到不少被电子好友伤害的人。

比如每天坚持在游戏世界打卡签到的年轻人。他的手机可是他最忠诚的战友，帮助他在虚拟世界里所向披靡，赢了无数个赛季，也陪伴他度过了无数个孤单的夜晚。然而不久之后，他就发现每天早晨起来睁眼特别困难，眼睛干得难受，时不时还有刺痛的感觉。

还有正在埋头苦干毕业设计的大学生。令他得意的新朋友是那台淘来的二手显示屏幕。他希望“新朋友”能帮他加速阅读文献的进度。可是用了一段时间后，他发现过低的分辨率导致他一看屏幕就感觉眼睛痛，进而整个人头晕脑胀，什么也读不进去了。

除了上述案例，近些年青少年近视率高发，年轻人饱受干眼症困扰，甚至出现高度近视以及视网膜脱离的情况，中老年黄斑病变不断增多，这些现象的背后，电子好友难辞其咎！

一、谨慎选择你的“电子好友”

我们常常说：交友需谨慎。其实对待这些“电子好友”，也需要经过谨慎的评估和筛选，否则，这些好友会在不知不觉中伤害你的身心健康！

当然，我们也得承认，如果你每天不知疲倦地熬夜玩游戏伤了眼，那你的电子朋友只能负一半的责任。你应该是主要责任人，该反思一下自己的生活习惯是否健康了。

不过，在这里，我更想聊一聊怎么样恰当地“择友”——选择那些“秉性温和”，对眼睛的伤害性不那么强的电子朋友。

我们先要搞清楚电子设备是如何伤害眼睛的。电子屏幕造成的伤害可能是多方面的。首先，屏幕有蓝光发射，当你注视的时间长了以后，它造成的视疲劳会比阅读纸质书籍的强度大很多。而且，蓝光的存在也会影响睡眠，从而间接地影响整体的身心状态。其次，电子屏幕还存在频闪，也就是屏幕亮度会不停地波动变化。我们的肉眼可能察觉不到，但在这个过程中，睫状肌其实已经在负重前行了。它需要通过频繁地调节，来适应频闪的存在。如果使用的是一些劣质的LED屏幕，频闪问题比较严重，那睫状肌的疲劳程度可想而知。睫状肌长期处在疲劳状态，就非常容易引发近视或者加重近视的发展，眼睛正处于发育期的青少年尤其如此。

另外，在使用手机、平板时，眼睛距离屏幕往往较近，而长时间、近距离地注视会加重眼球聚焦的负担。比如我们经常用电子屏幕观看影视作品或者是打游戏，在这个过程中，眼睛往往都是聚精会神地盯住屏幕，眨眼的次数就会在不知不觉中减少，远远低于正常的频率，眼球得到润滑的机会变少，从而增加患干眼症的可能性。

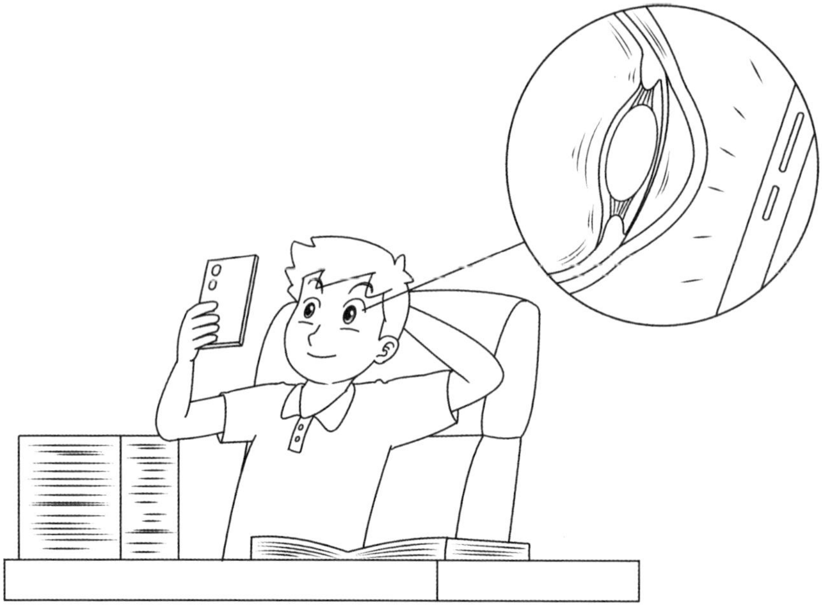

睫状肌需要不断调节以适应电子屏幕的频闪

所以，要想让电子好友对我们的伤害减少到最低，除改变我们自己的用眼习惯之外，也要针对性地挑选它们。

最重要的当然就是屏幕质量的选择。可以在选购时注意有没有“低蓝光认证”“无频闪认证”的标识，有这些标识的产品给眼睛造成的压力会小很多。现在市面上有很多屏幕应用了防蓝光的技术，比如性价比较高的 LCD 屏幕，这种屏幕的光线柔和均匀，如果需要长时间进行文字处理，同时预算有限的话，可以考虑使用这种屏幕。还有更加新潮的 OLED 屏幕，这种屏幕的蓝光也相对较低，同时色彩表现很好，如果有经常看电影、打游戏的需求，可以选择这种屏幕。另外，如果单纯是为了阅读，也可以考虑使用更护眼的墨水屏设备，这种墨水屏，也叫类纸屏，是物理反射光线，不是光源直射，它们的观

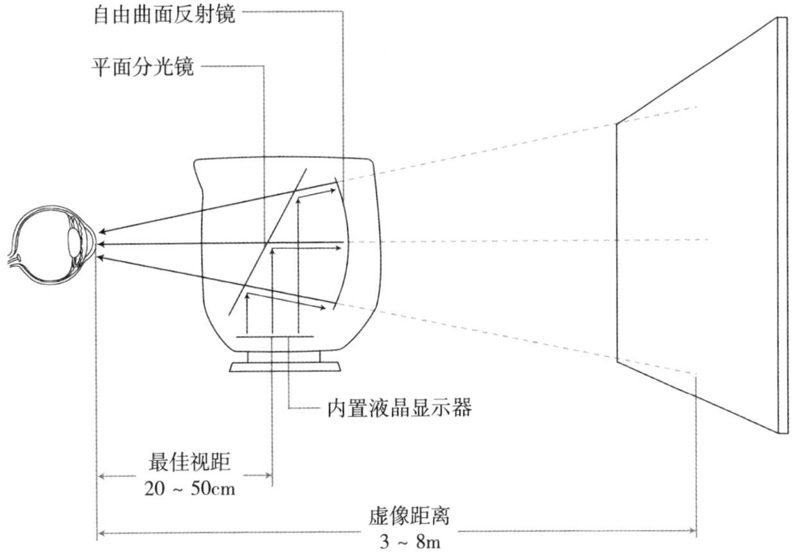

远像光屏化近为远原理示意图

看体验是比较接近于阅读纸质书籍的。

现在还有一种叫作远像光屏（也叫雾视屏、远望屏）的设备，已经在一些中小学里面使用了。这种设备是利用曲面镜反射的原理，在一个比较近的距离内投射出 3 ~ 8 米的虚像，从而让观看的人在近处也能实现看远处的效果，能够有效地减少长时间用眼的视疲劳。对于用眼强度高，需要着重防控近视的青少年来说也是一个不错的选择。如果经常需要使用电子设备阅读或者上网课，可以考虑使用远像光屏来进行。

除了屏幕的类型，屏幕的大小对于视力发展和眼部健康也有影响。如果你的工作或者学业要求经常性地、长时间地使用屏幕，比如经常用平板电脑看文献、用手机阅读合同文件等，那就要尽量选择大的屏幕。较大的屏幕也给我们放大字号留出了空间，能让眼睛在工作时更轻松省力。

在选好了心仪的电子好友以后，还可以给它们找一些“搭子”，进一步减少眼睛的压力。比如手机的防蓝光贴膜、电脑屏幕的防蓝光夹片等，可以减轻蓝光引起的视疲劳。另外，对于经常使用电脑工作的人来说，可以使用电脑支架抬高屏幕，保证目光可以和屏幕平视，对于我们眼睛和颈椎的压力都会减少。

二、“刷屏党”的三大纪律

现在“刷屏党”的年龄越来越小了。一方面，以现在的科技发展程度，电子化的内容的确已经无孔不入，渗透到生活的方方面面了。另一方面，我也见过不少带娃的家长会时不时地“偷个懒”，塞给孩子一个 iPad，在网络上找一些儿童益智类的节目，自己就可以偷得浮生半日闲了，还能自我安慰孩子是在进行“多媒体学习”。

带娃确实是一件辛苦的差事。偶尔想放松一下完全没问题，但如果长期这样形成习惯，那对孩子的视力健康是很大的伤害。

所以，我在这里对于刷屏党提的第一大纪律，就是年纪越小、刷屏时间要越短。具体来说，学龄前儿童每天使用电子屏幕的时间最好不要超过 1 个小时，学龄儿童每天不要超过 2 个小时。每次连续使用的时间也应该限制，小学生每次不应该超过 20 分钟，中学生每次不应该超过 30 分钟。

我们也可以参照国外的一个“36912”原则，也就是 3 岁以下的孩子，禁止观看电子屏幕；6 岁以下的孩子，禁止使用电子游戏机；9 岁以下的孩子，需要控制使用电子产品的时间，学习为目的，每次不超过 30 分钟，娱乐为目的，每次不超过 20 分钟；12 岁以下的孩子，要避免单独浏览网页。我认为这个规则不仅是在保护孩子的视力健康，也是防范网络上的垃圾内容危害儿童身心健康。退一步说，即便是成年人觉得没什么问题的内容，也不建议过多、过早地让孩子大量接触，因为电子内容不仅伤眼，还有可能影响感官和神经的发育，干扰孩子语言习得和社交能力的发展。

对于“刷屏党”的第二大纪律，是针对包括大学生在内的成年人群体的——使用电子屏幕工作时，要遵循“20-20-20 原则”：每观看屏幕 20 分钟，就要转看 20 英尺（大约 6 米）外的远处物体，维持 20 秒的时间。这样定时远眺，让眼睛适时在近处和远处切换一下，能够很好地释放掉眼睛长时间聚焦在眼前屏幕上的紧张和压力。在放松的同时，也可以多眨眨眼，因为眼睛在紧张工作时，眨眼频率已经降低了，很容易导致干眼的症状，我们就可以在每次休息时抓紧时间“亡羊补牢”，让眼睛重新得到滋润。

而给刷屏党的第三大纪律，就是要注意观看屏幕的距离和保持良好的姿势。有些学生习惯趴在桌子上或者躺在床上刷手机，眼睛就快贴到屏幕上了，这对视力有很大的伤害，而且还可能诱发斜视。

使用手机时，我建议眼睛离屏幕 33 厘米（1 尺）左右，如果使用电脑，则需要距离 50 ~ 70 厘米，尽量让电脑屏幕中央略低于视线，可以灵活使用升降桌、电脑支架、电脑增高架等设备来调整。至于看电视的距离就要视情况而定了，因为电视的屏幕尺寸差异比较大，建议的观看距离是屏幕尺寸的 1.5 到 2.5 倍。假如电视是 50 英寸（大约 1.2 米），那么观看距离就应该在 2 米到 3 米之间。观看这些屏幕时，自身的姿势也要做到端正和平视。像是侧躺着玩手机、缩在沙发里看电视这些习惯一定要尽早改正，否则长期如此，对于视力和颈椎、脊椎的健康都是很大的负担。

三、这样刷屏不费眼

还记得在第十一章中，那位熬夜摸黑刷小视频，结果不幸确诊了青光眼的张阿姨吗？其实我见过和她有类似经历的青光眼患者还真不少。现在习惯熬夜摸黑玩手机的人非常多，老年人爱刷各类小视频，年轻人则是在睡前来几局游戏，一玩就是几个小时。殊不知，在黑暗环境里看电子屏幕恰恰又是最伤眼的行为之一，很容易诱发青光眼。

我必须得再次强调，青光眼可不是小事，它是一种不可逆的眼病，一旦患上就是需要终身治疗的，而且发展到严重时，可以导致失明！因为一时的多巴胺刺激，贪图电子内容带来的“爽”感，就牺牲了终身的视力健康，简直太不划算了。

所以，摸黑玩手机后患无穷，这个习惯一定要戒掉。

当然，现代社会没有人可以完全摆脱电子内容，大家在繁忙的工作、学业之余，也需要通过这些内容来放松一下身心，这是完全可以理解的。作为一名“兼职”科普创作的眼科医生，我也需要经常使用电子设备工作和娱乐。我们能做的就是找到一种与这些设备和谐相处的方式，在有利身心和眼睛健康的前提下享受它们带给我们的便捷和快乐。这些方法并不复杂，只要在生活中稍加注意，我们就可以打造出一个对眼睛友好的电子设备的使用环境。

第一点，就是在使用电子设备时保证有充足的环境光，让屏幕的亮度和周围的环境光亮度相匹配，不要过暗或者过亮。像张阿姨这样关着灯玩手机的习惯是不可取的。除此之外要特别提醒的是，很多人只有在晚上才会想起来开灯。但其实即使在白天，有一些采光不好的室内亮度也是不够的。同理，有些人只用客厅的吊顶灯或者餐桌灯来照明，这样的环境光也不符合高强度用眼的需求。长时间在昏暗的室内使用电脑、手机或者看电视，对于眼睛伤害很大。如果你在家里或者办公室经常使用电脑和手机工作，千万不要觉得只要把屏幕亮度调高，自己能看清就可以了，记得要在桌上备一盏台灯作为补充光源，让眼睛在舒适的状态下工作。

第二点，我们的电子设备其实有很多贴心的设计，但很多人对它们的开发程度远远不够。我们可以灵活使用设备的夜间模式：在日落之后，屏幕会自动变成暖色温的模式，降低蓝光的比例，这样不但能够在天黑之后更舒适地观看屏幕，还能够减少蓝光对夜间睡眠的影响，一举多得。

如果我们视力本来就不太好，有近视或者老视的问题，可以适当把手机字体调大一些。我的经验是，字体放大到标准大小的 1.2 倍左右，能够比较好地平衡眼睛的舒适度和阅读文字的效率。如果用的是电脑，也可以直接用页面放大的功能，我一般会放大到 125% 左右，这样屏幕上呈现的信息并不会缺失，同时眼睛也可以更轻松地观看屏幕上的内容。

还有一些设备有统计屏幕使用时间的功能，我觉得对于信息过载的现代人来说非常实用。现在大多数人每天接收到的各类消息、新闻和享受到的电子娱乐并不匮乏，反而远远超过了实际的需求，很多人甚至陷入了一种“信息成瘾”的状态。在这种情况下，经常回顾每日的屏幕使用时间是很有必要的，可以反思自己是否过于沉迷于屏幕内的世界，是否忘记了关爱自己的眼睛、忘记了更加值得投入的现实生活。我们还可以设置每天的限制使用时间，比如设定为 5 个小时，如果今天使用设备达到了这个时间，接下来就只能操作一些基础软件，而不能打开非必要的娱乐类软件了。通过这些设定，我们的电子好友可以变得更加“视力友好”，也能倒逼我们减少对手机的依赖，把自己的时间花在运动、休息或者陪伴家人朋友上。

第三点，如果因为工作不得不每天长时间地使用屏幕，那么勤休息就特别重要。要知道，一连几个小时坐在屏幕前，就等于在虐待自己的眼睛、肩颈、脊椎，甚至大脑！在使用屏幕的间隙，可以做一些眨眼训练，就是用力多挤几下眼睛，刺激睑板腺的油脂分泌，起到润滑角膜的作用。如果已经有干眼症状了，除了有意识地勤休息、勤眨眼，还可以准备人工泪液或者用开水的热气滋润一下眼部。

我还有一个中医护眼小妙招，在使用电脑工作、娱乐的间隙，花一分钟的时间按摩一下眼部，对于缓解视疲劳和眼睛的干涩特别有用。这个简单的护眼操只需要两步：第一步，挤压睛明穴。用我们的大拇指按在太阳穴的位置，食指弯曲，将食指的第二指间关节放在内眼角稍上方凹陷处睛明穴的位置，顺时针打圈按摩，画的圈一定要大，要把眼球往外推一下。通过对这里的泪囊区进行按摩，能够充分地打开泪道，促进泪液的排出，很好地缓解眼部的干涩。同时，也能按摩到眼睛最疲劳的地方，就是眼球鼻侧的肌肉——眼睛看近处的时候，眼外肌里最疲劳的就是内直肌，持续收缩，让眼睛内聚。第二步是深度分段刮眶。还记得小时候学校里教的眼保健操里面的“轮刮眼眶”吗？深度刮眶可不一样！因为我们的上、下眼眶这两条线上有特别多的穴位，像是上边的攒竹穴、鱼腰穴、丝竹空穴，还有下边的承泣穴、四白穴，等等。如果按照小时候“轮刮眼眶”的做法，这些穴位都被草草带过了，每个穴位受到的按摩力度也不均匀，根本起不到什么效果。为了充分照顾到这些穴位，我们先把上眼眶分成四段，每

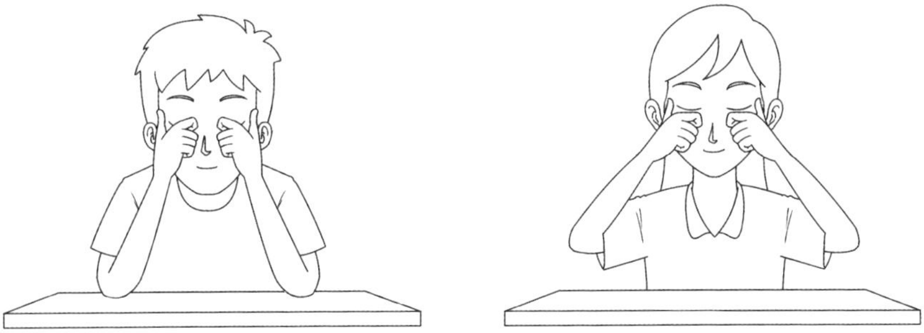

顺时针挤压睛明穴 + 深度刮眶

一段用力来回刮，力度不能太小，要能感到轻微的酸胀感，这才算是“深度”到位了。接下来再用同样的方法，将下眼眶也分为四段来回刮按。通过顺时针挤压睛明穴和深度刮眶这两个步骤，只需要一分钟的时间，就能把屏幕带给我们的视疲劳一扫而光。

除了在使用屏幕的间隙勤休息，每到休息时间或者晚上睡觉之前，可以进行一下眼部热敷，用蒸汽眼罩、热敷眼罩或者干净的热毛巾都可以。热敷的时间不要太久，大约敷 15 分钟，你会感觉紧张的眼部肌肉、干涩的眼内环境都得到了极大的缓解，一下子“通畅”了许多，眼前的世界也更明亮了。

最后，不论你是因为工作需要，还是因为休闲娱乐的需求、有长时间与电子产品为伴的习惯，我都建议你在睡前一小时尽量放下它们，让眼睛得到充分的休息。这样不但眼睛能有时间放松，我们的睡眠质量也能得到大幅度提高，对于整个人的健康状况和精气神都是一种滋养。如果你担心自己的自律性不够，可以晚上进卧室睡觉之前干脆就把手机放到客厅，物理上隔绝玩手机的可能性。刚开始可能会觉得很困难，但是每天早上醒来神清气爽、头脑清醒的感觉，一定会让你逐渐将这“睡前一小时”原则养成习惯的！

对于现代人来说，手机、电脑、游戏机等电子设备已经是我们离不开的忠实好友。毕竟它们似乎无所不知、无所不能，永远都准备好为我们提供无限精彩有趣的体验。也许，随着未来AI的发展，这个现象会愈演愈烈，电子产品会成为更多人最好的伙伴，甚至家人一般的存在。但是我希望在那一天到来之前，我们都能够充分地认识到：过于沉溺于虚拟世界，不恰当地依赖电子设备，既伤眼又伤身，最终还可能“伤脑”和“伤心”。我衷心地希望我们都能够与电子设备形成健康的关系，在享受科技之美的同时，更要有意识地多多接触大自然，回归真实的线下生活，不要成为被手机和电子内容异化的“空心人”。

第十七章

这样吃，最能帮助眼睛抗衰

记得女儿小时候，有一次放学回来，颇有一点愤愤不平地跟我说：“班里有个同学，每天回家都看动画片，打游戏也打得好，看书写字的时候还不注意姿势，经常趴在桌子上写写画画，但人家视力还是特别好，坐在教室最后都能看得清黑板和多媒体屏幕上面的小字。”

我一时语塞，仔细想了想，确实，我们身边总能看到一些“天赋异禀”的小伙伴，天生拥有超群的视力，不论如何挑灯夜战，人家就真的一点儿都不近视。在我上学的时候，也总会听到有人被选去做运动员、飞行员这样的传说。虽然说羡慕他们的好基因，给了他们一个好底子。但是咱们“普通人”也不必气馁。人生路很长，越是走到后面，我们自身的健康习惯就越会对我们的眼部健康、视力情况起到更多的影响作用。

所以，我告诉女儿：“等到了我这个年纪，你就会发现，那些视力依旧不错，眼部状态仍然很好的人，虽然的确有一部分是基因决定的，不过，大部分还是要靠良好的用眼习惯、健康的饮食和作息去维持的。这些好习惯才是我们保持眼睛年轻态的基础！”

这是我发自肺腑的话。做了这么久的眼科医生，每年我会见到不少四十来岁，仍处在壮年的人士，已经开始出现老视的症状，甚至还有人早早就出现了白内障、黄斑病变等眼部疾病的苗头。而同样的年龄，也不乏有人眼睛依然明亮，年年体检顺利通过。

年纪越大，眼睛状态的差距，很大程度上就要取决于日常的健康习惯。而在各类日常活动之中，影响最大的就是我们的餐桌习惯，也就是“吃”。

一、餐桌上的护眼三宝

简单来说，要想眼睛老得慢，就得在饮食上多多留意，看看每天是否吃足了眼睛最爱的三大营养素：叶黄素、玉米黄素和ω-3脂肪酸。

叶黄素与玉米黄素都属于天然的类胡萝卜素，它们在人体内主要富集于我们“眼底的心脏”，视网膜的中心区域——黄斑区之中。叶黄素和玉米黄素这一对儿黄金搭档对我们的眼睛健康有多重的保护作用。有一个很形象的说法：它俩就像我们视网膜的一副天然墨镜，能够吸收来自太阳光、电子屏幕中的高能量蓝光，使视网膜免受光损伤，同时也能提升我们的视觉清晰度。

除了抗蓝光的作用，它们俩还是天然的抗氧化剂，能够帮助减轻

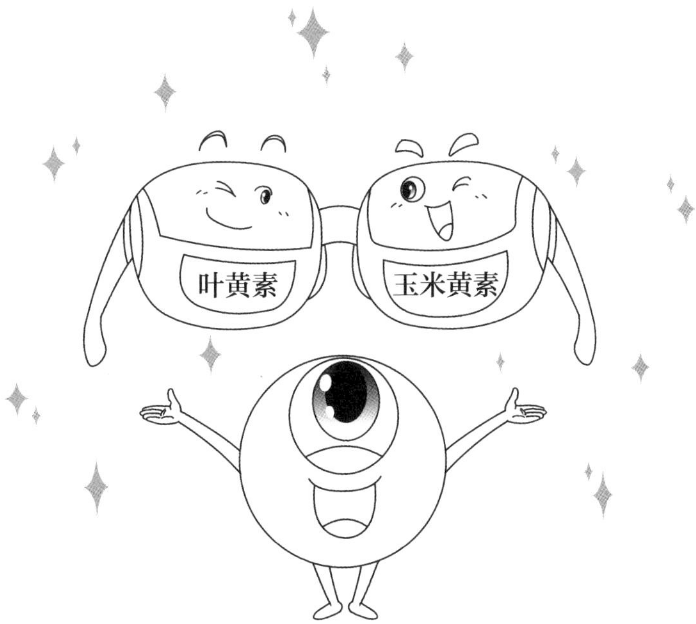

眼睛喜欢的叶黄素和玉米黄素

氧化应激对眼部组织的损害、减少氧化代谢物的积累，降低衰老引起的黄斑病变、白内障等眼部疾病的可能性。而且叶黄素还具有抗炎的作用，能够帮助预防眼部的炎症。

总而言之，叶黄素和玉米黄素对眼部的好处有很多，在饮食中注意补充它们，既可以改善我们的视觉功能，也能帮助我们预防很多眼部疾病，保持眼睛的年轻健康。更重要的是，这两种类胡萝卜素都是人体内无法自主合成的，必须依靠食物来摄取。

另一种对维持眼部健康至关重要的营养素是ω-3脂肪酸，它的常见存在形式就是我们常说的鱼油。ω-3脂肪酸对于眼睛健康的益处也有很多个方面：它可以帮助视网膜维持正常的结构和功能，并且抵御炎症和氧化反应造成的损伤；它还能够改善睑板腺功能障碍引起的泪膜不稳定，增加泪膜油层的质量，从而减少泪液的蒸发，减轻干眼症的症状。对于容易发生视网膜病变的糖尿病患者来说，ω-3脂肪酸还可能有助于预防或者减缓眼部并发症的发生。而且，除对眼睛好以外，它还对身体有其他方面的保养作用，比如改善心脑健康、促进认知功能等。

所以，想要保持一双明亮、健康、年轻的眼睛，除了靠“天赋”，更重要的是在平时维持良好的用眼和生活习惯，特别是在餐桌上多下功夫，少吃点垃圾食品，多补充对眼睛有益的三大营养素：叶黄素、玉米黄素和ω-3脂肪酸。

二、选择护眼饮食特别容易

很多人把食补想得很复杂，总认为健康饮食需要花费大量的时间和精力去搭配食材，学习各种各样的食谱。对于烹饪爱好者来说，这个过程可能是种颇有一番趣味的享受，但是对于大部分每天要忙着工作、忙着照顾家人的普通打工人来说，真的没有太多心力去搭配复杂的食谱。就拿我自己来说吧，有时候一忙起来，也和大家一样，根本顾不上精细地规划饮食，也是匆忙中点个外卖、买个盒饭来对付一下。

但即使是这样，我也能够做到护眼饮食，秘诀其实也很简单：只要了解了富含叶黄素、玉米黄素与 ω-3 脂肪酸的食材有哪些，在平时买菜或者点餐的时候，有意地保证这些食材的摄入即可。

很多富含叶黄素和玉米黄素的食物都是在菜市场随处可见的食材，它们可以分为两大“派系”：深绿系和橙黄系。第一种也就是很常见的深绿色蔬菜，比如菠菜、西蓝花、羽衣甘蓝等都含有丰富的叶黄素。另外一种是橙黄色的果蔬，比如玉米、南瓜、橙子、枸杞，还有内部肉质是橙色的红薯，这些都是富含叶黄素和玉米黄素的果蔬。另外，除了这些蔬菜瓜果，还可以通过鸡蛋补充叶黄素。鸡蛋中的叶黄素主要集中在蛋黄的部分，虽然含量可能没有绿叶蔬菜那么高，但是胜在食用时的吸收率比较高，也是一个良好的叶黄素来源。总之，想在饮食中补充叶黄素和玉米黄素，就得在餐盘上经常出现“深绿加橙黄”的色彩搭配。

当然，只是吃了还不够，也得注意吃够量。之所以要强调这一点，是因为我曾听过一位年轻的患者告诉我，下班回家煮泡面时抓两片菜叶子丢进去，就是他一整天摄入的新鲜蔬菜了。这样的吃法肯定是不够的。至于多少才算够量？不同蔬菜的叶黄素含量不同，最终算下来，需要吃的蔬菜量可能会有很大的差别。我在这里教给大家一个推算的公式，也方便大家能够自己掌握演算的方法。

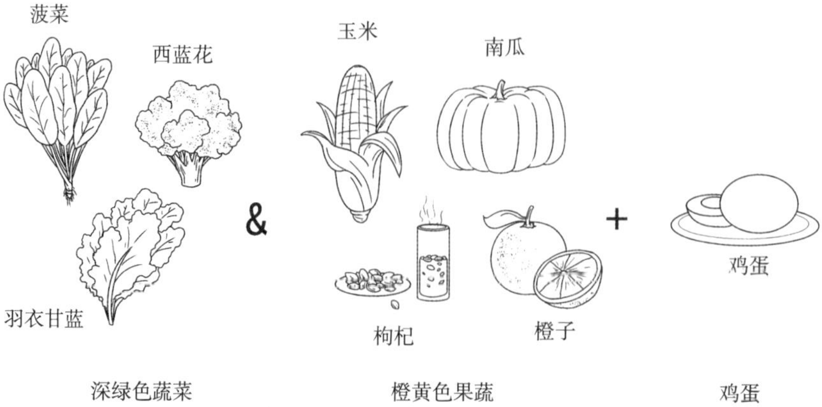

深绿色蔬菜、橙黄色果蔬、鸡蛋是叶黄素和玉米黄素的天然来源

根据《中国居民膳食营养素参考摄入量（2023 版）》，成年人每天摄入叶黄素的特定建议值为 10mg。我们所需要吃的蔬菜的重量，应该是用 10mg 的总量，除以蔬菜中叶黄素的单位含量，也就是下面这个公式：

每天所需蔬菜重量（g）=10（mg）÷ 每 100 克蔬菜的叶黄素含量（mg）× 100

就拿叶黄素含量丰富的菠菜来说吧，每 100 克菠菜中大约含有 12mg 的叶黄素，那么每天只需要吃大约 83 克，相当于一小碟凉拌菠菜的量，就足够帮你补充一日所需的叶黄素了。这么一算，是不是觉得护眼饮食没那么难？更何况我们一日三餐，各类食物搭配起来，不需要在一种食材上“死磕”，就更容易达标了。只要在每天的三餐之中有一两种富含叶黄素、玉米黄素的蔬菜，基本就足够每天的摄入量了。

至于富含 ω-3 脂肪酸的食物，最典型的当然就是深海鱼类，像三文鱼、金枪鱼、秋刀鱼、沙丁鱼等，都是很好的ω-3脂肪酸的来源。每周吃2～3次深海鱼，每一次达到100～150克熟重的量，就能有效地补充ω-3脂肪酸，起到维持眼睛健康、保护心脑血管健康、促进大脑功能、缓解身体炎症等多方面的作用。

如果因为饮食习惯、口味喜好的原因，每周吃鱼的次数达不到的话，还有一些食材可以作为ω-3脂肪酸的补充来源。比如坚果类食物，超市里很容易买到的核桃、花生、杏仁等都可以。另外，亚麻籽油也是一种富含ω-3脂肪酸的食材，但是要注意，这种油不太适合爆炒类的高温烹饪，可以用它做凉拌菜、沙拉酱，也可以在炒菜或做汤时最后加入几滴来食用，这样能尽可能地保留其中的营养成分。

坚持“深绿加橙黄”的色彩搭配与每周2～3次的深海鱼类，我们就能轻松养成护眼的饮食习惯。当然，身体所需的营养素是多元的，眼睛也同样。除这重点提到的三大营养素以外，还有一些对眼睛同样有益的食物，比如蓝莓富含的花青素，有助于抗炎、抗氧化、减轻光损伤对视网膜的伤害；动物肝脏类食物富含的维生素A，是我们眼睛保持暗光环境视力、预防夜盲症的关键营养素；粗粮里面富含的维生素B_2，有助于维持角膜健康，预防角膜炎、结膜炎等常见眼部疾病。对于儿童来说，还需要多补充牛奶等富含钙质的食物，从而促进眼球的正常发育，降低近视的风险。总而言之，我们的日常饮食要在保证食材多元、营养丰富、膳食平衡的前提下，吃够眼睛最爱的三大营养素，这样才算是做到了对眼睛好的健康饮食。

如果因为工作太忙，没法确保每天都做到营养充足的饮食，也可以适当补充一些补充剂。现在市面上有很多叶黄素、花青素类的保健品，这些产品只是作为日常饮食的补充，所以大家选购的时候不必迷信价格，只要有效含量达标，我们的身体都是能够吸收的，千万别因为商家营造出来的健康焦虑而花费太多的钱在营养补充剂上。

三、一定要警惕“甜蜜陷阱”

其实说到饮食，我觉得相比于要吃什么，更应该被强调的是不要吃什么或者不要多吃什么。

现代人的饮食本身就比较精致，精米精面吃得多、谷物粗粮吃得少，光是在一日三餐中，就已经吸收了比较多的糖。如果再加上各类精加工的辅食、零食、饮料等，那摄入的糖分一不留神就超标了。

另外，很多年轻人不管是上班上学，还是逛街休闲时，都习惯人手一杯奶茶，年纪大点的叔叔阿姨，就喜欢吃些糕点、糖水等小吃，这些习惯都会让我们在不知不觉中陷入糖类的“甜蜜陷阱”。

之前看有媒体做过测算，一杯普通奶茶的糖分相当于 14 块方糖，光这一杯下肚，两三天的糖分摄入就已经超标了，是不是瞬间觉得手里的奶茶难以下咽了？而且，即使是标注着“无糖”“低糖”的奶茶，照样是隐形的“糖分炸弹”，因为它使用的各种配方、小料都含有不少的糖分。

如果你平时喜欢周末在家看个电视剧、打个游戏，同时左手奶茶或者可乐，右手薯片或蛋糕，那可真得好好考虑要不要换点新的爱好了，因为这一套下来，不光是发胖套餐，更是一套“毁眼套餐”！

没错，高糖的饮食不但会让我们的身体发胖、造成心脑血管方面的健康风险，还会给眼部健康带来很多危害。

对于未成年的小朋友们来说，零食、饮料不断的高糖饮食习惯，

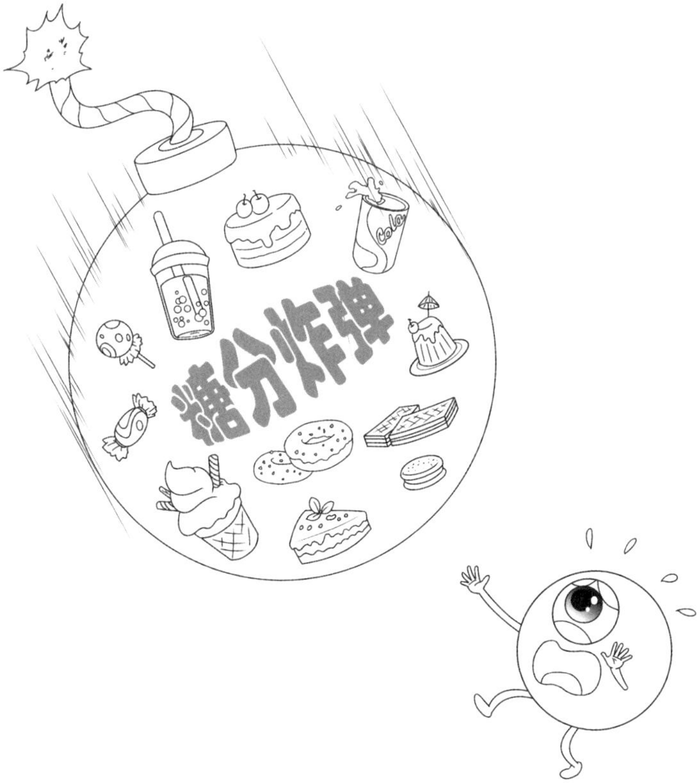

保护眼睛，一定要警惕糖分炸弹

可能会加快近视的发展。这是因为身体在代谢糖分的过程中会产生酸性的物质。如果摄入的糖分过高，代谢产生的大量酸性物质会与体内的钙离子发生反应，导致身体内钙质的流失。儿童的眼睛还在发育过程中，如果缺钙，可能会导致眼球壁的硬度降低、眼球的结构稳定性下降，眼球就容易过度生长，从而加重近视。

对于成年人来说，摄入过多的糖分更是会给身体各个方面的健康带来风险。具体对眼睛来说，高糖饮食会以各种不同的方式，伤害到眼睛的血管、视网膜、晶状体或者黄斑区等位置和结构。

高糖饮食很容易引起身体的慢性炎症和氧化反应，从而使视网膜变得更脆弱，更加容易受到外部蓝光等因素的伤害，从而增加视网膜病变或者黄斑区细胞损伤的风险。

更要紧的是，高糖饮食引发的血糖波动会增加高血压、糖尿病等慢性疾病的风险，很容易进一步诱发各类并发的眼部疾病，包括糖尿病视网膜病变、白内障、青光眼等。咱们在之前的章节都见识过，这些疾病的治疗可都不容易，要么需要上手术台，要么压根就无法根治，需要一辈子滴眼药水、定时复查，而且发展到后期还有很高的失明风险。

再退一步说，即使是没有患糖尿病等慢性疾病的人群，高糖饮食造成的高血糖状态也很容易引发视网膜组织的炎症，导致眼底出血、水肿等问题，非常影响生活质量。

说了这么多，其实核心精神就是一句话：高糖饮食不论是对身体的整体健康来说，还是具体到我们的眼部来说，都是有害无益的！面对现代饮食中随处可见的甜蜜诱惑，咱们都得学会节制、学会拒绝。

当然我也知道，如果要求大家现在放下这本书，就立刻戒掉所有的小零嘴，除一日三餐之外什么也不吃，那可能有点“丧失人性”了。我自己在休息时也喜欢和家人朋友一起吃吃喝喝，放松压力。不过，我有一个既能饱口腹之欲，又不毁眼伤身的方法，就是找“糖分平替”。用柠檬水、茶代替奶茶、可乐，用甜甜的红薯和蓝莓、草莓、柚子等低糖水果来代替蛋糕、甜品，偶尔也用粗粮代替日常的大米饭、白馒头等含有精制碳水的食物。这样就能相对“无痛”地戒掉高糖饮食，降低眼部病变的风险。

再多提醒一句，对于上了年纪的朋友来说，即使自己觉得平时在

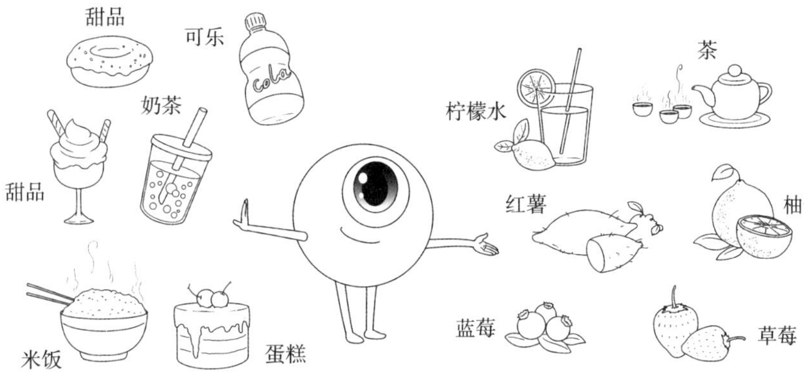

以柠檬水、茶代替含糖饮料；以红薯、低糖水果代替甜品

膳食平衡、限制糖分摄入等饮食方面做得很好了，也要记得定期体检，关注血糖的状态以及眼底的健康情况。千万别想当然觉得自己的习惯很健康，就跳过这些检查哦！

这些年，让我越来越深有感触的一句话是“人如其食（You are what you eat）”。食物的“好坏”、饮食的平衡与否，会影响到我们的身体机能、大脑状态，同样也会影响我们的视力健康，进一步塑造我们眼中的世界。为了咱们能够持续拥有清澈目光，去丈量更广阔的大千世界，我想，多花一些时间和心思在我们的一日三餐上面，是最简单、最值得、最容易做到的一项努力了。

第十八章

这些东西是智商税吗

自从开始在社交媒体上做科普内容，和网友们交流护眼心得以来，我经常收到这一类的评论或私信：“陶医生，据说某某产品对护眼很有用，真的有科学依据吗？”“陶医生，我家小孩的同学家长都在买某某商品，它到底是不是智商税？”

网友们咨询的产品五花八门，其中有一些小工具属于“用对是宝、用错是坑”，需要具体情况具体分析，有一些可以算是纯粹的智商税，还有一些是经过科学验证的、我自己也在用的好东西。

一、老少皆宜的护眼好搭子

护眼灯

先来说说被问得最多的护眼灯，我自己的电脑桌上就有一台，孩子的学习桌上也有一台，我们的日常生活都离不开它。在我看来，护眼灯对于需要长时间用眼的学生、办公族来说，都应该是人手必备的。我在之前的章节里也提到过，只要你有高强度用眼的需求，就一定要为自己打造一个光源充足的环境，尽可能让我们的眼睛在明亮舒适的条件下工作，降低视疲劳。

哪怕你工作的环境里有吸顶的吊灯、餐桌灯、小夜灯，这些灯具都未必能提供一个合格的适合阅读和工作的光环境。所以，选择护眼灯作为一个书桌常备的“护眼搭子”，我是非常认可的。

大家在选购护眼灯时，要注意选择那些标注了符合国家 AA 级标准的产品，这保证了这盏灯在照度、光照均匀度、色温等方面都做到了合格。另外，还要注意选择标注了“RG0 防蓝光等级”和“无可视频闪”产品，最大程度上减轻蓝光对眼睛的损害、减少频闪带来的视疲劳。

防蓝光眼镜

另一种常见的护眼产品是防蓝光眼镜，近视的朋友对它应该都不陌生，在配镜时估计都听眼镜店介绍过。现在市面上也有不带度数、专用于防蓝光的平光镜，很多不近视的朋友，也会特意买一副这样的防蓝光眼镜放在办公室。这个小工具确实能够有效地减少电子屏幕蓝光对眼睛的伤害，缓解视疲劳，对于经常长时间使用电脑的大学生、上班族来说很实用。对我们眼睛有害的蓝光主要是 385 ~ 445 纳米波段的短波蓝光，因此在选购时要注意，有效的防蓝光眼镜应当主要阻隔这一波段的蓝光，而对 445 ~ 505 纳米波段的长波蓝光则应该尽可能地予以保留。这么设计有两点原因：首先，防蓝光眼镜的镜片都是微微发黄的，如果需要把短波、长波蓝光都过滤掉，那么镜片发黄的程度会非常深，长时间使用反而更容易加重视疲劳。其次，长波蓝光有助于调节褪黑素和血清素的分泌，适当地接收长波蓝光，对我们的睡眠和情绪来说都是有益的，没必要把它们都过滤掉。

墨镜

还有一种常见的护眼工具同样也是眼镜类的，那就是墨镜。我们开车、户外、旅行时都离不开它。墨镜可不只是“凹造型”的时髦单品，它对我们的眼部健康有很重要的保护作用。当我们在阳光剧烈的户外活动时，过强的光线可能会干扰视线，使瞳孔和睫状肌过度调节，非常容易引发视疲劳。更可怕的是太阳光中的紫外线对眼睛的伤害。长期在紫外线的暴露之下，白内障、翼状胬肉、角膜炎等等各种眼部疾病的风险都会增加。所以，如果要在天气晴朗的天气出行，特别是前往光照特别剧烈的地区，一定要备一副合格的太阳镜，不仅是为了我们在强光下能更舒适地看清环境，更是为了阻隔紫外线，保护我们眼睛的健康。在选购墨镜时，也要注意防护紫外线的能力是否合格，选择带有 UV400 或 UV100 标识的产品。

蒸汽眼罩

蒸汽眼罩也是我自己非常喜欢的护眼小道具。我在用电脑写作、看论文的时候，经常连续一个多小时处于“目不转睛”的状态，等回过神来才发现眼睛已经干涩难耐了。蒸汽眼罩就能很好地缓解这种干涩的状态。热敷能够刺激睑板腺排出油脂，为角膜起到保湿的作用。我也特别建议广大的办公族每天在工作的间隙或者晚上睡觉之前热敷 15 分钟，能感受到眼睛在逐渐由干涩变得湿润，温温热热的，还有各种淡雅的香味，整个过程非常地舒服。在这个过程中，我感觉不只是眼睛，整个人身心的压力都能得到治愈。要特别提醒的是，蒸汽眼罩使用的时间在 15 ~ 20 分钟就足够了，过久的热敷反而有可能引起结膜充血干燥，甚至有低温烫伤的风险，热敷时可千万别戴着它睡着了！

反转拍

上面这些小工具的适用人群都比较广泛。接下来我要介绍的小道具相比之下就有些特殊了，因为它严格说来是一种医疗器械，有一定的使用门槛，那就是反转拍。反转拍是用来锻炼眼部肌肉的，它的原理很简单，就是通过正、负镜片的切换，让睫状肌一会儿放松，一会儿紧张，就好像我们健身时的“撸铁”或者做仰卧起坐一样，通过这种训练，让睫状肌的调节能力增强，提高调节能力，有效缓解“调节迟滞”。临近老花的中年朋友，也可以用反转拍来进行锻炼，一定程度上可以延迟戴老花镜的时间。

二、网红神器，有必要追吗

自从出现社交媒体“种草”以来，我们在买什么东西之前，总要先在网上刷测评、查评价，用时髦的话来说，这一系列活动统称为“做功课”。你别说，有时候这做功课的过程还真不白费，能学到很多新的知识，顺便也开开眼界。

但这两年我发现，更多的情况已经不是我们自己想要买什么，才去主动做功课、判断要不要买了，而是社交网站告诉我们需要什么，一不留神就被强行种草了。特别是很多网红产品，一旦火起来，似乎一夜之间全体网友都用上了，每次上网的时候总能刷着。这就难免让我们自己心里也嘀咕：这东西真的这么好吗？要不我也买来试试？

我自己就看到过很多网红眼部产品，比如护眼贴、网红眼药水、人工泪液之类的。不得不承认，有一些产品火起来是有道理的，只要用对了、用好了，确实能帮助我们辛苦工作的眼睛好好放松一下。但即使如此，我也不建议大家出于跟风，盲目地购买和使用眼部产品，还是要看自己眼部的实际情况和需求来决定。而且，很多产品虽然本身是无害的，但是如果不考虑正确的方式方法，也不管自己的实际情况是否适合，就效仿别人一通乱用，那么就可能过犹不及，起到反作用。

护眼贴

比方说我经常看到各种护眼贴类型的产品。这种产品是否有用呢？如果你想借助它放松视疲劳、缓解干眼的症状是可以的。这类产品一般都含有薄荷、冰片等清凉成分，可以起到收敛血管的作用，让疲劳的眼睛镇静下来。但如果说这类产品鼓吹自己含有的各类草本成分能治疗眼病、消炎或者对近视有逆转的作用，那就不太可信了。这些“疗效”都没有什么医学证据，即使真的添加了药物成分，大概也属于一个安慰剂的作用。不能寄希望于真的靠贴眼贴来治病或者减轻近视。

护眼仪

类似的还有各类护眼仪产品。它们能够自动给眼睛按摩，还有震动、打圈各种“手法”，有一些产品还能发热，顺带起到热敷的效果，确实很省心省事。眼部按摩能够帮助我们放松眼部肌肉，缓解视疲劳，但我们当然也不能寄希望于每天用一用护眼仪，就能防控近视了。按摩只是一个辅助手段，更重要的还是整体的用眼习惯。而且，护眼仪也并不是一个必需品，如果因为工作、生活繁忙，想趁着用护眼仪的时间，放松一下身心，那么可以考虑购买。否则，我倒觉得自己手动进行眼部按摩，更加能掌握力道，而且随时随地都能进行，还不用花钱，何乐而不为呢?

要重点提醒的是，有一些护眼仪产品会在眼部作用一定的压力，因此并不适合高度近视人群和青光眼患者。这些人群眼底视网膜已经很脆弱了，就别再给它上压力了！

哺光仪

还有一种叫作“哺光仪”的产品，原理是通过模拟太阳光中的红光，短时间地照射眼底，丰富脉络膜血流，刺激视网膜细胞分泌多巴胺，从而抑制眼轴的增长。另外，对于长时间在室内学习、工作的人来说，哺光仪还能补充室外光照的不足，改善眼部的血液循环。在部分研究中，一些近视患者通过使用哺光仪治疗，的确出现了微量眼轴回退的疗效。不过，总体来说，真性近视还是不可逆的，因为检测眼轴的长度是角膜顶点到脉络膜的距离，不是到巩膜的。此外，哺光仪目前还是一种比较新的治疗仪器，它的医学有效性还没有经过长期的临床验证。最近还有证据表明，一部分孩子在照射之后，光感受器细胞的密度有下降。所以，长期的安全性如何、有没有副作用、疗效能保持多久、会不会反弹等，这些问题都还需要时间验证。专家共识的意见是哺光仪应该作为二线治疗手段使用，不能作为首选。所以，如果对哺光仪感兴趣，我的建议是，要在正规医院医生的指导下，作为辅助的治疗手段来用，不建议作为首选使用。绝对不能给一点近视都没有的孩子作为预防性手段普遍使用。

拉远设备

与用来放松眼部、重在“护眼”的护眼仪、哺光仪相比，拉远镜、远像光屏、远像读写台等远像产品则是一种在“用眼”时打辅助的工具。这些年孩子们上网课的需求越来越大，也就有了更多的家庭和学校开始使用这种设备。它的原理是通过 AR 自由曲面技术之类的光学设计，把原本近在 30 ~ 40 厘米的物体投射成为 3 ~ 8 米甚至 10

米外的虚像，实现在近处看远的效果。相信有的朋友去医院眼科查视力，有过看镜子里的视力表的体会，2.5 米处的镜子里反射出来的视力表，就相当于 5 米远处，这个道理是类似的。因此，它对于需要长时间阅读、上网课的学生来说，可以减少眼睛的调节疲劳。调节疲劳是最重要的视疲劳，消除调节疲劳，睫状肌就不会那么痉挛。不过，即使如此，使用远像光屏进行学习、工作，也不能替代户外。因为孩子在户外的时候，还会活动，哪怕是走路，也在促进心肺功能锻炼，泵出更多的血液到头部的眼睛，吸入更多的新鲜空气供应给眼底，眼睛得到血液和氧气的供应，就会更快地从疲劳态中恢复过来，这是静静地坐在那里看拉远设备里的物像所不能实现的。

“眼药水中的爱马仕”

相较于这些大块头设备，更容易成为网红产品的其实是一些小物件，比如眼药水、人工泪液、眼部湿巾等等。这些物品消耗快，需要经常买新的，需求量比较大，所以商家推出的新产品层出不穷。对于经常用电脑办公的人士和干眼症患者来说，人工泪液能够立刻缓解干涩不适的感觉，的确可以在桌上、包里备一支，以备不时之需。不过，即使是人工泪液也要适当使用，不能用得过于频繁，以免破坏眼表的微循环。至于其他类型的网红眼药水，尤其是有一些号称“眼药水中的爱马仕”的，价格非常贵的产品，其实就没有太大的必要追求了。一来，但凡称为“药”，我都不建议在没有医生指导的情况下自行乱用；二来，为了保持卫生，开封后的眼药水要按时更换。如果因为花了大价钱，该换的时候舍不得扔掉，使用过期、污染的眼药水，那还不如不用。

洗眼液

前些年还出现了一类洗眼液产品，根据这些产品的商家介绍，我们的眼睛也需要每天清洗，否则空气里的灰尘、面部的妆容残留等很多脏污会在眼部堆积，容易造成感染。这种说法其实并不正确。我们的眼睛自身就有它的防御和清洁系统。眼睫毛可以抵御很多脏东西进入眼部，即使真的有异物进入，随着我们的眼球转动、泪液分泌，也可以自行排出。而在洗眼的过程中，我们在家操作并不能保证干净卫生，反而容易把细菌带进去，好心办了坏事，并且持续破坏眼表的微环境平衡，就像反复洗手会让手更容易皲裂一样，适得其反。

至于是否有必要使用眼部清洁湿巾，这就因人而异了。如果是经常进行眼部化妆的人士，可以在洗脸之前通过湿巾彻底地清洁眼妆，保持眼部的卫生洁净。如果没有特别重的眼部彩妆，那就没必要特意使用湿巾去清洁眼部了。

三、美眼有风险，小心别踩坑

很多朋友对眼睛的期望，可不光是双目有神、视力达标，更对它在颜值方面的作用有很高的要求。这也没错，想想咱们形容人长得好看的词汇，很多都离不开眼睛，比如“明眸皓齿”“眉清目秀”“美目盼兮”……这么看来，眼睛不光是心灵的窗户，也是颜值的名片呀！

所以，我也经常接到关于眼部美容的问询：这个项目能不能做、那个产品有没有用，等等。虽然有些问题对于我来说是有点超纲了，不过我还是很乐意给大家分享一些我的看法，尤其是对这类产品或项目的预期管理和风险提示。

眼霜

首先是眼霜类产品。从超市里几十元的平价产品，到几百上千的大牌，市面上能选择的眼霜太多了，难免让人挑花眼。在我看来，选择什么品牌，是由自己的喜好和消费理念决定的，每个人都可以有自己的偏好。我想提醒大家，如果你使用眼霜，是希望能够淡化和祛除黑眼圈，那么你首先要做的不是眼霜的功课，而是搞清楚自己黑眼圈的类型。如果是熬夜造成的血管型黑眼圈，那你涂再多的天价眼霜估计也是收效甚微，根源还是得保证规律的作息和充分的休息。如果你是色素型黑眼圈，那么可以选择含有咖啡因、维生素 C、维生素 E 等成分的眼霜，这些成分可以强化皮肤的代谢能力，起到淡化色素、提亮肤色的作用，从而在一定程度上减轻黑眼圈。

眼部微针治疗

另外，还经常有人问我关于眼部微针的问题，为此，我还特意去看了一些美容院给出的介绍资料。据说，微针治疗能够改善眼部皱纹、松弛，让眼睛显得更年轻。但是归根结底，微针是一种注射给药行为，需要穿破眼周的表层皮肤，一旦操作不当，导致了局部感染或者损伤，那可就是因小失大了！所以，如果你想做这种项目，一定要在具有医疗美容资质的正规机构进行，普通的生活美容机构是没有资质做这类项目的。

爱美之心，人皆有之。我们都有追求美丽的权利，但是美丽最大的前提，就是健康、安全。所以在选择美容类的产品、项目时，一定要慎之又慎，先了解清楚其中的风险再做决定。

就像我一直在强调的，想要拥有良好的视力、明亮的双眼，最核心的还是在于有意识地坚持良好的用眼习惯，乃至于系统性的健康生活习惯。现在消费主义风气盛行，很多商家都在利用大家的健康焦虑来推销自己的商品，而很多消费者也出于“花钱买心安”的心态，花钱购买了一大堆护眼保健的产品，甚至有时已经超出自己适用的范围了，却还觉得“先买了再说、总能用上、多准备总没坏处”。其实，要想真正护眼，得先“擦亮眼”，用自己适合的产品、以正确的方法来使用，才能起到效果。最重要的是千万别舍本逐末，要记得这些产品都是辅助，我们的健康意识和习惯，才是真正陪伴一生的财富。

参考文献

第一章

[1] Wu P C, Huang H M, Yu H J, et al. Epidemiology of myopia[J]. The Asia-Pacific Journal of Ophthalmology, 2016, 5(2):202-208.

[2] Landreneau J R, Hesemann N P, Cardonell M A. Review on the myopia pandemic: epidemiology, risk factors, and prevention[J]. Missouri Medicine, 118(2):156-163.

[3] Tano Y. Pathologic myopia: where are we now?[J]. American Journal of Ophthalmology, 2002, 134(5):645-660.

[4] 陈军，何鲜桂，王菁菁，等. 2021 至 2030 年我国 6 ~ 18 岁学生近视眼患病率预测分析 [J]. 中华眼科杂志，2021，57（4）：7.

[5] Medina A.The cause of myopia development and progression: theory, evidence, and treatment[J]. Survey of Ophthalmology, 2022 Mar-Apr; 67(2):488-509.

[6] 魏文斌，董力. 重视病理性近视眼的眼底并发症 提升病理性近视眼综合防治水平 [J]. 中华眼科杂志，2021，57（6）：5.

[7] Jonas J B, Ang M, Cho P, et al. IMI prevention of myopia and its progression[J]. Investigative ophthalmology & visual science, 2021 Apr 28; 62(5):6.

[8] 中华预防医学会公共卫生眼科分会. 中国学龄儿童眼球远视储备，眼轴长度，角膜曲率参考区间及相关遗传因素专家共识：2022 年 [J]. 中华眼科杂志，2022，58（2）：7.

[9] 胡诞宁，褚仁远. 近视眼学（精）[M]. 北京：人民卫生出版社，2009.

[10] 李蕾，孙芸芸，孟昭君，等. 我国拉萨地区非近视儿童远视储备量不足现状及影响因素的流行病学研究 [J]. 中华眼科医学杂志，2024，14（02）：77-82.

[11] 中华医学会眼科学分会眼视光学组. 儿童屈光矫正专家共识（2017）[J]. 中华眼视光学与视觉科学杂志，2017，019（012）：705-710.

[12] Wolffsohn J S, Flitcroft D I, Gifford K L, et al. IMI - myopia control reports overview and introduction[J]. Investigative ophthalmology & visual science, 2019, 60(3):1-19.

[13] Guggenheim J A, Northstone K, Mcmahon G, et al. Time outdoors and physical activity as predictors of incident myopia in childhood: a prospective cohort study[J]. Investigative Ophthalmology & Visual Science, 2012, 53(6):2856-2865.

第二章

[1] Grzybowski A, Kanclerz P. Beginnings of astigmatism understanding andmanagement in the 19th century[J]. Eye & Contact Lens Science & Clinical Practice 2018 Sep; 44 Suppl 1:S22-S29.

[2] Read S A, Collins M J, Carney L G. A review of astigmatism and its possible genesis. [J]. Clinical & Experimental Optometry, 2010, 90(1):5-19.

[3] Vyas S A, Kee C S. Early Astigmatism can alter myopia development in chickens[J]. Investigative Ophthalmology & Visual Science, 2021, 62(2):27.

[4] 杨俊芳，蒋红霞，陶利娟．4 ~ 7 岁视力低常儿童散光眼特征研究 [J]．中国斜视与小儿眼科杂志，2005，13（1）：3.

[5] Dick H B, Jorge Alió, Bianchetti M, et al. Toric phakic intraocular lens: european multicenter study.[J]. Ophthalmology, 2003, 110(1):150-162.

[6] Read S A, Vincent S J, Collins M J. The visual and functional impacts of astigmatism and its clinical management[J]. Ophthalmic and Physiological Optics, 2014, 34(3):267-294.

[7] Ömür Ö, Uçakhan, Yağmur S Y. Correction of Irregular astigmatism With new-generation hybrid contact lenses[J]. Eye & Contact Lens ence & Clinical Practice, 2019, 46(2):1.

[8] 王玉宏，孙兴怀，周行涛．准分子激光上皮瓣下角膜磨镶术治疗近视散光 [J]．中国实用眼科杂志，2004，22（7）：4.

[9] 王雁，鲍锡柳，汤欣，等．飞秒激光角膜微小切口基质透镜取出术矫正近视及近视散光的早期临床研究 [J]．中华眼科杂志，2013，49（4）：7.

第三章

[1] Ticho B H. Strabismus[J]. Pediatric Clinics of North America, 2003, 50(1):173.

[2] Hernández Martínez, J M, Rodríguez Del Valle. Strabismus-associated myopia. review.[J]. Archivos de la Sociedad Espanola de Oftalmologia, 2017, 92(12):585-593.

[3] Fan L Y, Zhang F, Hou L J, et al. Clinical study on stereoscopic vision of comitant strabismus[J]. International Journal of Ophthalmology, 2007, 7(2):546-548.

[4] 张方华．我国弱视与斜视防治 10 年进展 [J]．中华眼科杂志，2000，36（3）：4.

[5] 孟祥成，李俊洙．斜视弱视学：第 2 版 [M]．哈尔滨，黑龙江人民出版社，1982.

[6] Kates M M, Beal C J. Amblyopia[J]. JAMA: The journal of the American medical association, 2021 Jan 26; 325(4):408.

[7] Mcconaghy J R, Mcguirk R. Amblyopia: detection and treatment[J]. American Family Physician, 2019, 100(12):745-750.

[8] 中华医学会眼科学分会斜视与小儿眼科学组，中国医师协会眼科医师分会斜视与小儿眼科学组．中国儿童弱视防治专家共识：2021 年 [J]．中华眼科杂志，2021，57（5）：5.

[9] 中华人民共和国国家卫生健康委员会．弱视诊治指南 [J]．中国实用乡村医生杂志，2019，26（2）：3.

[10] A O C, X M R, Amra H, et al. Amblyopia preferred practice pattern.[J]. Ophthalmology, 2022, 130(3):136-178.

[11] 赵堪兴．早期发现和早期干预努力提高弱视的防治水平 [J]．中华眼科杂志，2002，38（8）2.

[12] Tsani Z, Ioannopoulos D, Androudi S, et al. Binocular treatment for amblyopia: a systematic review[J]. International ophthalmology, 44(1):362.

第四章

[1] 刘祖国，姚勇，孙秉基，等．过敏性结膜炎的临床特点 [J]．中国实用眼科杂志，2004，22（9）：197-199.

[2] 上海市突发急性眼部疾病公共卫生应急防控和管理专家组．感染性结膜炎临床眼科防控专家共识 [J]．上海医药，2021，42（2）：6.

[3] Cheung A Y, Choi D S, Ahmad S, et al. Conjunctivitis Preferred Practice Pattern[J].

Ophthalmology, 2024, 131(4):71.

[4] Mehta J, Chen W L, Cheng A, et al.Diagnosis, management, and treatment of vernal keratoconjunctivitis in Asia: recommendations from the management of vernal keratoconjunctivitis in Asia expert working group[J]. Frontiers in Medicine, 2022, Aug 1; 9:882240.

[5] Rhee K M, Ahmad S, Amescua G, et al. Bacterial keratitis preferred practice pattern®.[J]. Ophthalmology, 2024, 131(4):P87-P133.

[6] 中国医师协会眼科医师分会眼感染学组．中国带状疱疹病毒性角膜炎诊断和治疗专家共识（2025 年）[J]．中华眼科杂志，2025，61（2）：87-95.

[7] 中华医学会眼科学分会角膜病学组．感染性角膜病临床诊疗专家共识（2011 年）[J]. Chinese journal of ophthalmology, 2012, 48:72-75.

第五章

[1] Amescua G, Ahmad S, Cheung Y A, et al. Dry eye syndrome preferred practice pattern.[J]. Ophthalmology, 2024, 131(4):1-49.

[2] 刘祖国，杨文照．干眼症的发病机制 [J]．眼科，2005，14（5）：4.

[3] Foulks N G, Forstot L S, Donshik C P, et al. Clinical guidelines for management of dry eye associated with sjögren disease[J]. The Ocular Surface, 2015, 13(2):118-132.

[4] 中华医学会眼科学分会角膜病学组，中国医师协会眼科医师分会角膜病学组．中国干眼临床诊疗专家共识（2024 年）[J]．中华眼科杂志，2024，60（12）：968-976.

第六章

[1] Lin C, Li, Shi-Ming, Ohno-Matsui, et al. Five - year incidence and progression of myopic maculopathy in a rural Chinese adult population: the Handan Eye Study[J]. Ophthalmic and Physiological Optics, 2018. May; 38(3):337-345.

[2] 王平，姜德咏．高度近视与原发性开角型青光眼 [J]．国际眼科杂志，2004，4（2）：232-236.

[3] Kim G D, Bae H S, Kim J D, et al. Clinical features and natural progression of unilateral

high myopia in adults: a comparison study[J]. Ophthalmology Science, 2025, 5(5):100780.

[4] Saw S M, Gazzard G, Shih-Yen E C, et al. Myopia and associated pathological complications[J]. Ophthalmic and Physiological Optics, 2005, 25(5):381-391.

[5] Carlà M M, Luca D L, Campaniello G, et al. Influence of posterior staphyloma morphology on macular hole closure patterns in highly myopic eyes.[J]. Acta ophthalmologica, [2025-5-11]. doi: 10.1111/aos.17521.

[6] 魏文斌，童力．重视病理性近视眼的眼底并发症 提升病理性近视眼综合防治水平 [J]. 中华眼科杂志，2021，57（6）：5.

[7] Kong K, Jiang J, Wang P, et al. Progression patterns and risk factors of axial elongation in young adults with non-pathologic high myopia: three-year large longitudinal cohort follow-up.[J]. American journal of ophthalmology, 2024, 267:293-303.

第七章

[1] Weatherall W M. Muscae volitantes: A 19th-century precursor of visual snow syndrome?[J]. Cephalalgia: an international journal of headache, 2024, 44(3):3331024231209326-3331024231209326.

[2] Bamonte G, Iodice M C, Mastropasqua R, et al. Symptomatic vitreous opacities: exploring the mismatch between clinical observation of vitreous alterations and self-reported symptoms[J]. Journal of Clinical Medicine, 2024, 13(20):6052.

[3] Gill N, Singh A. Management of visually significant vitreous opacities.[J]. Missouri medicine, 2024, 121(5):391-394.

[4] Sebag J, Nguyen H J, Mamou J, et al. Quantitative ultrasonography of vitreous–imaging the invisible[J]. Investigative Ophthalmology & Visual Science, 2024, 65(9):PP0022.

[5] 于孔阳．卵磷脂络合碘治疗玻璃体混浊的临床研究 [J]．中国医药指南，2011，9（8）：2.

[6] 唐莉，赵玥，姜静，等．Ultra Q：YAG 与传统 Nd：YAG 激光玻璃体消融术治疗飞蚊症的疗效比较 [J]．国际眼科杂志，2021，21（11）：5.

第八章

[1] Buratto L, Brint S, Boccuzzi D. Cataract surgery and intraocular lenses[M]. Boca Rato: CRC Press, 2024.

[2] 中华医学会眼科学分会白内障及屈光手术学组．中国成人白内障摘除手术指南（2023 年）[J]．中华眼科杂志，2023，59（12）：977-987.

[3] 中国康复医学会视觉康复专业委员会．白内障健康管理流程专家共识（2024 版）[J]．中华预防医学杂志，2025，59（03）：263-270.

[4] Olson R, Jin G, Ahmed I, et al. Cataract surgery from routine to complex:a practical guide[M]. Boca Rato:CRC Press, 2024.

[5] Roberts W H, Day C A, O'Brart P D. Femtosecond laser–assisted cataract surgery: A review[J]. European Journal of Ophthalmology, 2020, 30(3):417-429.

第九章

[1] Chhablani J, Wong K, Tan G S, et al. Diabetic macular edema management in Asian population: expert panel consensus guidelines[J]. Asia-Pacific Journal of Ophthalmology, 2020, 9(5):426-434.

[2] Andrzej G, Agne M, Reda Z. Treatment of macular edema in vascular retinal diseases: a 2021 update[J]. Journal of Clinical Medicine, 2021, 10(22):5300.

[3] T. N L, A. Z K, Violet W L, et al. Novel treatments for diabetic macular edema and proliferative diabetic retinopathy[J]. Current Diabetes Reports, 2021, 21(10):43.

[4] Jan S T. Update on the management of uveitic macular edema[J]. Journal of Clinical Medicine, 2021, 10(18):4133.

[5] Ying C, Wu L, Yaxing W, et al. C haracteristics and surgical outcomes of laser-induced full-thickness macular holes[J]. Retina, 2025, 45(6):1097-1107.

[6] Cui Y, Wang G, Shi X. Characteristics and surgical outcomes of pediatric traumatic macular holes[J]. BMC Ophthalmology, 2025, 25(1):291.

[7] Nicolas K, Ismael C, Thibaut C, et al. Traumatic macular hole in Children: characteristics, management and outcomes[J]. Retina.[2025-5-6]. doi: 10.1097/IAE.

[8] 唐仕波，李加青，黄素英，等. 视网膜内界膜剥除对特发性黄斑裂孔患者术后裂孔愈合的影响 [J]. 中华眼科杂志，2002，38（11）：663-666.
[9] 颜华. 努力提高黄斑裂孔的治疗质量 [J]. 中华眼科杂志，2025，61（3）：161-167.
[10] 张美霞，张韵. 关于黄斑裂孔手术中内界膜剥除及其衍生术式的思考 [J]. 中华眼科杂志，2024，60（3）：220-225.

第十章

[1] 张丽云，卢炜. 调节机制和老视的研究 [J]. 国外医学：眼科学分册，2001，25（5）：5.
[2] 魏瑞华，杜蓓，刘琳，等. 老视框架眼镜验配专家共识（2025）[J]. 眼科新进展，2025，45（5）：337-341.
[3] 郑荣领，金秀英. Monovision 矫正老视研究进展 [J]. 中华眼视光学与视觉科学杂志，2000，2（1）：59-61.
[4] 彭健文，陈威，黄岚，等. 透明晶状体摘除术联合景深延长型人工晶状体植入治疗可疑原发房角关闭合并老视的有效性和安全性 [J]. 实用医学杂志，2025，41（4）：536-541.
[5] Stern B, Gatinel D. Presbyopia correction in lens replacement surgery: a review.[J]. Clinical & experimental ophthalmology, 2025, 53(6):668-681.

第十一章

[1] Prum B E, Rosenberg L F, Gedde S J, et al. Primary open-angle glaucoma preferred practice pattern (R) Guidelines [J]. Ophthalmology, 2018(6):125.
[2] 葛坚. 我国近五年青光眼临床与基础研究进展 [J]. 中华眼科杂志，2005，41（8）：710-716.
[3] 葛坚. 青光眼防治工作中面临的问题与挑战 [J]. 中华眼科杂志，2002（6）：321-324.
[4] 周文炳，王宁利，赖铭莹，等. 我国原发性闭角型青光眼的研究进展 [J]. 中华眼科杂志，2000，36（6）：475-478.

[5] Lee N C, Tahira D D, George L, et al. Glaucoma patient perspectives on effective coaching for self-management[J]. Journal of Glaucoma.[2025-5-6]. doi: 10.1097/IAE.

第十二章

[1] Akosman S, Yuan S, Leigh A, et al. National trends in central retinal artery occlusion presentations and stroke workup in united states emergency department.[J]. American journal of ophthalmology, 2025:27640-27649.

[2] Wang W, Lei T, Wang R, et al. Correlation of visual acuity changes and optical coherence tomography imaging in patients with central retinal artery occlusion post-arterial thrombolysis[J]. Scientific Reports, 2025, 15(1):7962.

[3] 何珂，张鹏．视网膜中央动脉阻塞的治疗进展 [J]．国际眼科杂志，2024，24（03）：411-414.

[4] 逯青丽．中国视网膜中央动脉阻塞临床诊疗专家共识 [J]．中国卒中杂志，2024，19（11）：1247-1267.

[5] 刘钊，周丽，谢仟，等．体重指数与视网膜中央动脉阻塞之间的因果关系：一项孟德尔随机研究 [J]．眼科新进展，2024，44（03）：193-196.

[6] Kang N, Xue Y, Wang F, et al. Analysis of the effect of superselective ophthalmic artery thrombolysis for central retinal artery occlusion.[J]. Ophthalmic Research, 2024, 67(1):387-392.

第十三章

[1] Swati S, Sayan B.Unilateral conjunctival concretions associated with chronic inflammation and tear instability.[J]. Indian journal of ophthalmology, 2023, 71(4):1660-1662.

[2] 张德玉，李静波．不同部位结膜结石的性质比较分析 [J]．吉林医学，2020，41（4）：780-781.

[3] Rad R N. Treatment of pterygium on the refractive errors: a systematic review.[J]. Korean Journal of Jphthalmology, 2025, 39(3):269-287.

[4] 徐红兰．翼状胬肉切除、自体干细胞移植联合羊膜移植治疗翼状胬肉的临床效果 [J].

中外医学研究，2025，23（11）：122-125.

[5] Chen S, Zhang M, Lin Y, et al. Risk factors for pterygium recurrence based on a retrospective study of 196 patients[J]. Scientific Reports, 2025, 15(1):6646.

[6] Hashemi A, Aghamirsalim M, Hashemi H, et al. Prevalence of pterygium and pinguecula and their risk factors: tehran geriatric eye study.[J]. International Journal of Ophthalmology, 2025, 18(4):699-706.

[7] Ge H, Cao G, Wang J, et al. Modified protocol for pterygium surgery without blades and electrocoagulation[J]. Frontiers in Medicine, 2025, 12:1522167.

[8] 李昆，李鹏，刘擎．显微手术切除泪阜部囊肿的疗效观察 [J]．中国美容医学，2023，32（9）：75-77.

[9] 毛海燕．3211 例国人虹膜色素痣调查 [J]．实用眼科杂志，1992，（10）：49.

[10] CyrinoG L, GarottiG, ViggaP, et al. Cosmetic keratopigmentation of anterior corneal stroma with modified micropuncture technique[J]. Acta Ophthalmologica, 2025, (S284):103.

[11] Yee K C C, Man O M W, Mun K C C, et al. Uveitis and Rheumatological Diseases[J]. Journal of Clinical Rheumatology and Immunology, 2021, 21(2):70-77.

[12] Jan S T. Update on the management of uveitic macular edema[J]. Journal of Clinical Medicine, 2021, 10(18):4133.

[13] Masood B, Amin N, Amir M E, et al. Efficacy of new emerging surgical approaches for macular hole retinal detachment in myopic patients; a systematic review[J]. Expert Review of Ophthalmology, 2021, 16(3):185-194.

[14] S. G C, S. J C. Management of complications and vision loss from proliferative diabetic retinopathy[J]. Current Diabetes Reports, 2021, 21(9):33.

[15] Kwok J M, Yu C W, Christakis P G. Retinal detachment[J]. Canadian Medical Association Journal, 2020, 192(12):E312.

[16] Browning D. Diabetic retinopathy[M]. Springer New York, 2010.

[17] 中华医学会眼科学分会眼底病学组，中国医师协会眼科医师分会眼底病学组．我国糖尿病视网膜病变临床诊疗指南（2022 年）——基于循证医学修订 [J]．中华眼底病杂志，2023（2）：99-124.

[18] 王石坚，陈泽伦，郑晶晶，等．老年高血压患者视网膜病变发生状况及影响因素分

析 [J]. 华南预防医学，2023，49（9）：1098-1102.

[19] Gudayneh A Y, Shumye F A, Gelaye T A, et al. Prevalence of hypertensive retinopathy and its associated factors among adult hypertensive patients attending at Comprehensive Specialized Hospitals in Northwest Ethiopia, 2024, a multicenter cross-sectional study.[J]. International journal of retina and vitreous, 2025, 11(1):17.

[20] Zhang J, Kamoi K, Zong Y, et al. Cytomegalovirus retinitis: clinical manifestations, diagnosis and treatment.[J]. Viruses, 2024, 16(9):1427.

[21] Du K, Dong L, Zhang K, et al. Deep learning system for screening AIDS-related cytomegalovirus retinitis with ultra-wide-field fundus images[J]. Heliyon, 2024, 10(10):e30881.

第十四章

[1] Mohammad P A, Zeinali R, Jafary P, et al. The first systematic review and meta - analysis of pharmacological and nonpharmacological procedural treatments of dark eye circles (periorbital hyperpigmentations): one of the most common cosmetic concerns[J]. Dermatologic Therapy, 2025, 2025(1):9155535.

[2] Su S Y, Huang B Y, Huang B Z, et al. Autologous Fat Grafting for the treatment of structural infraorbital dark circles.[J]. Aesthetic plastic surgery, 2025, 49(7):1-8.

[3] 叶迎，叶芳，魏晓岚，等. 复合眼霜改善眼周早期老化症状的评估研究 [J]. 日用化学工业（中英文），2025，55（04）：487-494.

[4] 孙丽杰，董超，王昌帅，等. 眼部轮廓的衰老特征、形成机制、分级评估及抗衰老成分综述 [J]. 日用化学品科学，2024，47（11）：63-70.

[5] 吴丹，张珍珍. 下睑成形术的临床研究进展 [J]. 中国眼耳鼻喉科杂志，2024，24（04）：288-293.

[6] Kakizaki H, Ambat M J, Naito M, et al. Progress of baggy eyelid: an anatomical study.[J]. Ophthalmic plastic and reconstructive surgery. [2025-1-6]. doi: 10.1097/IAE.

[7] Huang J, Zhang X, Chang Y. Effectiveness and safety of botulinum toxin type a combined with blepharoplasty in treating sagging skin around the eyes[J]. Heliyon, 2024, 10(18):e37407.

[8] 刘全茂，沈干．内切眼袋复合下睑去皮保留眼轮匝肌术的临床疗效 [J]．中国医疗美容，2025，15（04）：56-60.

第十五章

[1] 计岩，郑克，李莹，等．飞秒激光小切口角膜基质透镜取出术患者沟通专家指导意见 [J]．中国眼耳鼻喉科杂志，2022，22（6）：661-664.

[2] 中华人民共和国国家卫生健康委员会，角膜屈光性透镜取出术操作规范（2024 年版）[EB/OL]．[2025-03-24]．，https://www.nhc.gov.cn/cms-search/downFiles/8d6d25c60372479bb8e76f6c05e3e3eb.pdf

[3] 张语洋，王冬兰．全飞秒激光小切口角膜基质内透镜取出术治疗屈光不正的效果观察 [J]．中国激光医学杂志，2024，33（05）：269-275.

第十六章

[1] Xiao Y, Emmers D, Li S, et al. Screen exposure and early childhood development in resource-limited regions: findings from a population-based survey study.[J]. Journal of medical Internet research, 2025, 27:e68009.

[2] Yang F, Xu K, Huang Y, et al. Healthy lifestyle promote Chinese university students' well-being: a cross-sectional network analysis[J]. BMC Public Health, 2025, 25(1):1770.

[3] Cisneros P R, Muñoz M M, Payo P D, et al. How are 24-hour movement guidelines linked to health-related quality of life in Spanish children and adolescents?[J]. BMC public health, 2025, 25(1):1760.

[4] Wang G, Cui Y. Meta-analysis of visual fatigue based on visual display terminals.[J]. BMC ophthalmology, 2024, 24(1):489.

[5] 杨朝政，夏凌霄，段会杰，等．大学生视屏终端综合征的流行病学调查 [J]．湖北科技学院学报（医学版），2023，37（2）：158-161.

[6] 孙金宁，张花治，刘素珍，等．中医外治法治疗视疲劳的研究进展 [J]．中国中医眼科杂志，2023，33（12）：1171-1173.

第十七章

[1] 赵思璇，宋智慧．眼睛都要“吃”什么——解析眼健康的“营养密码”[J]．药物与人，2024，（5）：70-72.

[2] Justyna W, K W S, Renata W, et al. An overview of lutein in the lipid membrane.[J]. International journal of molecular sciences, 2023, 24(16):12948.

[3] 曹荻，杨璐菲，查洪，等．眼健康教育与用眼卫生对小学生视疲劳的影响 [J]．山西医药杂志，2024，53（6）：423-427.

[4] Xue C C, Li H, Dong X X, et al. Omega-3 polyunsaturated fatty acids as a protective factor for myopia.[J]. American journal of ophthalmology, 2024, 268:368-377.

[5] Pan M, Zhao F, et al. Dietary omega-3 polyunsaturated fatty acids are protective for myopia[J]. Proceedings of the National Academy of Sciences of the United States of America. 2021, 118(43):e2104689118.

[6] 任志斌，徐培培，张倩，等．2019—2021 年中国 11 ~ 14 岁儿童甜食摄入量与近视的关系 [J]．卫生研究，2022，51（5）：713-719.

第十八章

[1] 陈友三．面向青少年的教育照明技术发展现状及趋势分析 [J]．中国照明电器，2024，（11）：1-7.

[2] 中华人民共和国国家卫生健康委员会，近视防治指南（2024 年版）[EB/OL]．[2025-03-24]．https://www.nhc.gov.cn/yzygj/c100068/202405/8536cb2bb0f5480ab345be7ebf7502ea.shtml

[3] 周攀峰，李婷婷，陶舒曼，等．家庭采光照明环境和用眼行为与儿童近视的病例对照研究 [J]．中国健康教育，2024，40（06）：499-503.

[4] Jyoti K, Kinnor D, Mahsa B, et al. The impact of blue light and digital screens on the skin.[J]. Journal of cosmetic dermatology, 2023, 22(4):1185-1190.

[5] Sumeer S, R P K, Ljoudmila B, et al. Blue-light filtering spectacle lenses for visual performance, sleep, and macular health in adults.[J]. The Cochrane database of systematic reviews, 2023, 8:CD013244.

[6] Ronald R, David S. Technical report: ssolar ultraviolet protection from sunglasses.[J]. Optometry and vision science: official publication of the American Academy of Optometry, 2019, 96(7):523-530.

[7] Sánchez B A, Lossada D R C, González S M J. Efficacy of eyelid warming devices as first-step treatment in meibomian gland dysfunction: a systematic review with meta-analysis.[J]. The ocular surface, 2025, 37:33-46.

[8] Liao X, Yu J, Fan Y, et al. Conc density changes after repeated low-level red light treatment in children with myopia.[J]. JAMA ophthalmology, 2025, 143, 6:480-488.

[9] Hamie H, Yassine R, Shoukfeh R, et al.A review of the efficacy of popular eye cream ingredients.[J]. International journal of women's dermatology, 2024, 10(2):e156.